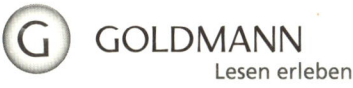

GOLDMANN

Lesen erleben

Buch

Die Faszien sind neben Skelett und Muskeln die wichtigsten Stützen unseres Körpers. Mit ihrem 21-Tage-Programm zeigt Celebrity-Coach und Faszienexpertin Lauren Roxburgh, wie man in nur wenigen Tagen unter Zuhilfenahme einer simplen Schaumstoffrolle effektiv Verspannungen löst, den Stoffwechsel ankurbelt und sich schon bald deutlich fitter, gesünder und schlanker fühlt.

Autorin

Lauren Roxburgh ist eine international renommierte Personal-Trainerin und anerkannte Expertin in den Bereichen Faszientraining, Strukturelle Integration, Pilates, Yoga, Meditation und Ernährung. Sie arbeitet seit mehr als fünfzehn Jahren mit einigen der erfolgreichsten Sportprofis der Welt zusammen und coacht außerdem eine Reihe bekannter Persönlichkeiten aus Film und TV, was ihr die Bezeichnung »The Body Whisperer« (goop.com) einbrachte. Sie lebt mit ihrer Familie in Los Angeles.

LAUREN ROXBURGH

FASZIEN-FIT

Das 21-Tage-Programm
für einen schlankeren und jüngeren Body

Aus dem Amerikanischen
von Gabriele Lichtner

GOLDMANN

Kein Buch kann die Diagnose und den medizinischen Rat eines Arztes Ihres Vertrauens ersetzen. Konsultieren Sie unbedingt Ihren Arzt, bevor Sie Entscheidungen in Bezug auf Ihre Gesundheit oder Ihre Ernährungsgewohnheiten treffen, insbesondere wenn Sie an Krankheiten oder Symptomen leiden, die eine medizinische Behandlung erfordern.

Alle Ratschläge in diesem Buch wurden von der Autorin und vom Verlag sorgfältig erwogen und geprüft. Eine Garantie kann dennoch nicht übernommen werden. Eine Haftung der Autorin beziehungsweise des Verlags und seiner Beauftragten für Personen-, Sach- und Vermögensschäden ist daher ausgeschlossen.

Der Verlag weist ausdrücklich darauf hin, dass im Text enthaltene externe Links vom Verlag nur bis zum Zeitpunkt der Buchveröffentlichung eingesehen werden konnten. Auf spätere Veränderungen hat der Verlag keinerlei Einfluss. Eine Haftung des Verlags ist daher ausgeschlossen.

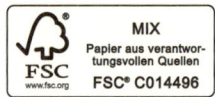

Verlagsgruppe Random House FSC® N001967

Dieses Buch ist auch als E-Book erhältlich.

1. Auflage
Deutsche Erstausgabe Dezember 2016
Wilhelm Goldmann Verlag, München,
in der Verlagsgruppe Random House GmbH
© 2016 der deutschsprachigen Ausgabe
Wilhelm Goldmann Verlag, München,
in der Verlagsgruppe Random House GmbH,
Neumarkter Straße 28, 81673 München
© 2016 der Originalausgabe Lauren Roxburgh
Originaltitel: *Taller, Slimmer, Younger*
Originalverlag: Ballantine Books, an imprint of Random House,
a division of Penguin Random House LLC
Fotos: © 2016 Collin Stark
Illustrationen: © 2016 Simon M. Sullivan
Umschlag: Uno Werbeagentur, München
Umschlagmotiv: © 2016 Collin Stark; Hintergrund: © 2016 FinePic®, München
Redaktion: Carla Felgentreff
Satz: Buch-Werkstatt GmbH, Bad Aibling
Druck und Bindung: Mohn Media GmbH, Gütersloh
JT · Herstellung: IH
Printed in Germany
ISBN 978-3-442-17656-4
www.goldmann-verlag.de

Besuchen Sie den Goldmann Verlag im Netz

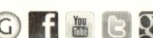

Berstend vor Liebe
für Gus und Cameron Roxburgh,
weil sie an mich glauben.

Inhalt

EIN AUSGERICHTETES LEBEN
TAGE 11–21:

ZEHNERSERIE MIT FOKUS AUF GEIST UND KÖRPER   119

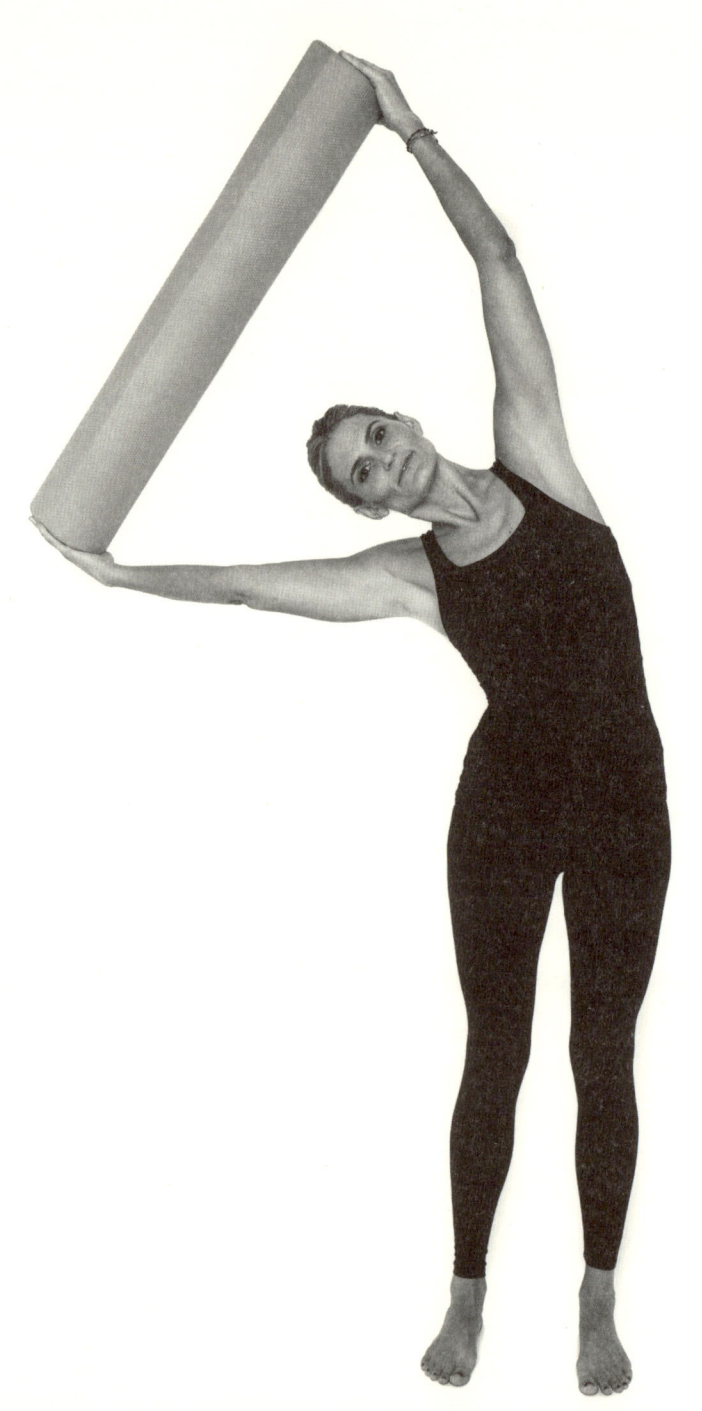

Einführung

Körper und Leben neu ausrichten

»Wenn der Körper anfängt, so zu funktionieren,
wie es seiner Natur entspricht, kann die
Schwerkraft ihn durchströmen. Dann heilt er
sich spontan selbst.«

— IDA P. ROLF, PHD

Als ich meine Patientin und inzwischen liebe Freundin Kristen 2009 kennenlernte, arbeitete sie drei- bis fünfmal in der Woche sehr hart mit einem Trainer. Ihr Körper schmerzte, war überanstrengt und hatte trotzdem nicht die Form, die sie sich wünschte. Ich erzählte ihr von meinem Faszienrollen-Programm, für das man täglich nur zehn Minuten braucht und das meinen Körper vollkommen verändert hatte. Das könnte ich für sie auch tun, sagte ich ihr. Kristens erste Antwort fiel skeptisch aus. »Ach, du bist einfach von Natur aus dünn. So einen Körper werde ich nie haben«, wehrte sie ab. Daraufhin zeigte ich Kristen Fotos von mir, auf denen ich noch ziemlich füllig war. Sie

konnte den Unterschied kaum glauben und erklärte sich einverstanden, es mit meinem Programm zu versuchen. Und wie vorhergesagt, betrug Kristens Hüftumfang nach ein paar Wochen acht Zentimeter weniger, weil die in ihren Faszien eingelagerten Giftstoffe ausgeschwemmt waren und ihre Muskeln ihre Massigkeit verloren hatten. Sie konnte sich ihre Kleidung zwei Nummern kleiner kaufen, ohne dass sie hungerte. Und ihre Schmerzen? Sie waren verschwunden!

Ich verstehe Kristens Frustration bei dem Thema, ihren Körper in Form zu bringen — ich habe das Gleiche durchgemacht. Auch wenn ich mit hunderten von Patienten gearbeitet habe, bin ich immer zuerst mein eigenes Versuchskaninchen. Schon mit vier Jahren war ich eine sehr gute Schwimmerin. Als Leistungsschwimmerin am College und als Wasserballspielerin trieb ich mich ständig selbst an, aber ich war nie zufrieden mit dem, was ich im Spiegel sah. Ich las alle Fitnessmagazine und -bücher, und alle wiederholten immer wieder dasselbe Mantra: *Mehr laufen! Mehr Cardiotraining! Wie ein Spatz essen!* Also tat ich das alles. Das Ergebnis war, dass ich einen großartigen Muskeltonus hatte, gleichzeitig aber hungrig, pummelig, sehr steif und verspannt war und weit davon entfernt, mich wie mein bestes Selbst zu fühlen. Erst als ich mit dem Cardio-Training und dem intensiven Sport aufhörte und anfing, meinen Körper mit einer Faszienrolle zu entspannen, auszurichten, zu dehnen und zu tonisieren, begann sich alles grundlegend zu verändern. Plötzlich wurde ich größer und schlanker, ich sah jünger aus und fühlte mich auch so. Meine Schmerzen verschwanden, und mein Geist kam zur Ruhe. Mein Körper wurde stromlinienförmiger und geschmeidiger. Die Muskeln, die ich überanstrengt hatte, entspannten sich, und meine Tiefenmuskulatur (oder »Ballerina-Muskulatur«) begann sich zu entwickeln. Und das Beste war: Ich *fühlte* mich besser. Ich kann mit Bestimmtheit sagen, dass ich mit sieben-

unddreißig viel besser aussehe, als ich in meinen frühen Zwanzigern ausgesehen habe. Und das Programm ermöglichte mir sogar, all dies auch nach meiner Schwangerschaft beizubehalten.

Kristen und ich sind nicht die Einzigen mit diesen Ergebnissen. In den letzten 15 Jahren habe ich das Programm mit den unterschiedlichsten Menschen durchgeführt – mit Top-Sportlern, Prominenten und ganz normalen Menschen, die sämtliche Körperformen und -größen aufwiesen. Alle Absolventen meines Programms haben eine vollkommene Veränderung erfahren, nicht nur körperlich, sondern auch mental und emotional. Die körperliche Veränderung meiner Patienten mitzuerleben ist für mich eine große Freude, aber noch glücklicher macht es mich, dass viele mit dem Programm chronische Schmerzen bekämpfen und besiegen. Es ist, als würde man jemandem das Geschenk der Freiheit machen.

Ich weiß, es klingt fast wie Hokuspokus, dass zehn Minuten tägliches Training mit der Faszienrolle zu so erstaunlichen Veränderungen führen sollen, aber das von mir entwickelte Programm wird von gesicherten wissenschaftlichen Erkenntnissen gestützt. Die Faszienrolle funktioniert anders als alles andere, was sich zurzeit auf dem Markt befindet, denn sie zielt auf ein lange unterschätztes Körpergewebe: die Faszien, oder wie man sie früher nannte: das Bindegewebe. Mit der Rolle arbeiten wir an den Faszien, und das macht diese Technik so innovativ. Was die Faszien sind und warum sie so wichtig sind, werde ich im nächsten Kapitel erklären, jetzt genügt es zu sagen, dass Wissenschaft und Medizin die Faszien und ihre Bedeutung für unsere Physiologie erst im letzten Jahrzehnt wirklich erkannt haben – um genau zu sein im Jahr 2007. Die Arbeit an den Faszien ist noch immer ein revolutionärer und topaktueller Ansatz, der es ermöglicht, den Körper einfach und effektiv umzuformen.

Ich lernte die Faszienrolle vor mehr als 15 Jahren kennen, als ich in einem Health Club in Manhattan Beach, Kalifornien, als Personal Trainer arbeitete. Dort benutzte ich, wie viele Personal Trainer und Physiotherapeuten, eine simple Schaumstoffrolle zur Selbstmassage. Diese Technik gefiel mir sofort, und ich setzte sie vom ersten Tag an bei meinen Patienten zum Aufwärmen vor dem Workout ein. Spulen wir vor zu meinem ersten Pilates-Workshop ein paar Jahre später: Hier wurde die Rolle als Mittel vorgestellt, um viele der traditionell durchgeführten dehnenden und rumpfstärkenden Bewegungen ohne teure Pilates-Geräte ausführen zu können. Das war ein Wendepunkt für mich,

denn mit der Rolle konnten meine Patienten ihre Pilates-Übungen durchführen, wann und wo immer sie wollten. Bald fiel mir auf, dass die Körper meiner Patienten sich schneller umgestalteten, nachdem sie angefangen hatten, die Rolle in ihre täglichen Übungen mit aufzunehmen. Ein paar Jahre später lernte ich an einer Schule für Strukturelle Integration mehr über den Körper, die Faszien und die Anatomie der Bewegung. Dieses neu erworbene Wissen ermöglichte es mir, die Arbeit mit der Rolle auf ein neues Niveau zu heben und das Programm zu entwickeln, mit dem Sie sich in den nächsten 21 Tagen beschäftigen werden.

In der Medizin- und Fitnesswelt wurde erst vor Kurzem das Geheimnis entdeckt, das ich nun schon seit Langem kenne – dass nämlich eine Schaumstoffrolle so viel mehr kann, als nur ein Hilfsmittel bei der Physiotherapie zu sein oder Knoten und harte Stellen zu lösen. Bei regelmäßiger und korrekter Anwendung kann die Rolle zu erstaunlichen Veränderungen führen und eine heilende Wirkung haben. Mein revolutionäres Programm kombiniert auf Pilates beruhende Dehnungs- und Tonisierungs-Übungen mit Bewegungen, die auf das Bindegewebe des Körpers wirken. So werden die Muskulatur und die gesamte Struktur des Körpers umgeformt. Gleichzeitig werden

Toxine ausgeschwemmt und Blockaden beseitigt, die sich schädlich auf den Körper auswirken. Das Ergebnis ist ein gesunder, ausbalancierter Körper, der gepflegt, geliebt und stark ist. Durch dieses Programm werden Sie eine aufgerichtete, gestraffte, entspannte und freudvolle Version Ihres eigenen Ichs entdecken. Sie werden erleben, wie befreiend es sich anfühlt, einen aufgerichteten Körper zu haben und von einem Gefühl durchdrungen zu sein, das alterslos ist und Ihre Seele zum Schwingen bringt. Dieses Programm ist ein Wundermittel, es bewirkt, dass Sie sich fantastisch mit sich selbst fühlen und eine Vitalität entwickeln, die Sie wahrscheinlich nie für möglich gehalten hätten. Und wenn Sie erst einmal so weit sind … nun, dann ist alles möglich!

Es gibt einen weiteren bedeutenden Unterschied zwischen dem Programm, das Sie nun beginnen werden, und anderen, die Sie wahrscheinlich schon ausprobiert haben. Bei meinem Programm geht es darum, dass Sie für sich selbst sorgen, und nicht darum, Sklavin eines Trainingsprogramms zu sein. Es geht um einen ganzheitlichen und gesunden Ansatz, um fit und gesund zu werden, und darum, dies auf eine Art zu erreichen, bei der man sich wohlfühlt. Ja, Sie werden im Verlauf der Übungen fit werden, aber Sie werden auch die Verbindung von Körper und Geist vertiefen und lernen, auf Ihren Körper zu hören, ihn zu bewohnen und für ihn zu sorgen.

Fürsorge für sich selbst mag sich vielleicht nach Luxus anhören, aber tatsächlich ist es heute wichtiger denn je, dass wir uns um uns selbst kümmern. In unserer schnelllebigen, globalisierten Welt haben wir oft das Gefühl, an drei Orten gleichzeitig sein und drei Dinge auf einmal erledigen zu müssen. *»Los, los, schnell!«*, schreit es in uns. Als Ergebnis ist unser Kampf-oder-Flucht-Mechanismus die ganze Zeit eingeschaltet, was bedeutet, dass wir ständig von einem Adrenalinschwall durchflutet werden. All der Stress und die Anspannung schnüren uns ein und verlangsamen unsere Regenerations- und Stärkungssysteme. Offensichtlich wird die Technologie aber nicht so bald wieder aus der Welt verschwinden, daher wird es immer wichtiger, dass wir uns die Zeit nehmen, den Stecker zu ziehen, uns auf unseren Körper einzustimmen und uns um uns selbst zu kümmern. Letztlich hilft uns das, effizienter zu sein und einen klaren Kopf zu behalten. Nur so können wir dem vornübergebeugten, zusammengedrückten, angespannten, breiten, dicken, besiegten Körper entgegenwirken, der Folge des modernen Lebens ist. Mein Programm wird diesen Prozess ab sofort umkehren.

Unser körperlicher Zustand ist zu einem großen Teil das Ergebnis von Stress und Spannungen, denen wir tagtäglich ausgesetzt sind. Wenn wir uns gestresst fühlen, produzieren wir Giftstoffe, und unsere Energie wird blockiert (oder das »Qi«, wie die Lebensenergie in fernöstlichen Konzepten genannt wird). Wir stagnieren körperlich, mental und emotional, und unsere Körpersysteme arbeiten langsamer. Gefühle von Trägheit, Traumata, Schuldgefühle, Groll und unangenehme Erinnerungen können uns altern lassen, unserem Körper und unserer Gesundheit schaden und eine ganze Reihe ernsthafter langfristiger Folgen haben, zum Beispiel Übergewicht, Ängste, Schmerzen, Verbitterung und sogar eine verringerte Körpergröße. Der Abbau von Stress hilft dabei, unseren Körper wieder mit Energie zu laden, indem Stresshormone reguliert werden und unser Stoffwechsel angekurbelt wird.

In den vielen Jahren, die ich als zertifizierte Pilates-Lehrerin, als Spezialistin für strukturelle Integration und als Personal-Trainerin gearbeitet habe, war meine allerwichtigste Erkenntnis, dass der Körper als Einheit funktioniert. Wie sehr es Ihnen auch um tolle Bauchmuskeln oder schlanke Oberschenkel gehen mag (beides können Sie hier natürlich auch erreichen), in eine langweilige Routine zu verfallen, die sich nur auf einzelne Körperzonen konzentriert, funktioniert einfach nicht. Es ist auch nicht gesund, tatsächlich wirft es den Körper aus seiner harmonischen Ausrichtung. Unser Körper ist dafür gemacht, sich geschmeidig in alle Richtungen zu bewegen, und auf bestimmte Zonen ausgerichtete Übungen lassen diese natürliche Bewegung einfach nicht zu. Lässt man jedoch Stagnation und Wiederholung hinter sich und reaktiviert seine natürlichen Bewegungsformen, bei denen der Atem den Körper frei durchfließt und so Stress und Anspannung auflöst, dann entwickelt sich eine ausbalancierte Muskulatur und eine aufrechte Haltung. Darüber hinaus kommen Sie intensiver in Kontakt mit sich selbst und mit der Welt um Sie herum, Sie werden lebendiger, fröhlicher, energiegeladener. Ganz zu schweigen von dem Übergewicht, das wie durch Zauberhand verschwindet, wenn wir uns auf die Art bewegen, für die wir eigentlich geschaffen sind. Wenn Sie dieses Programm beendet haben, werden Sie wieder ein Gespür für diese natürlichen Bewegungsformen haben, und dies allein hat eine lebensverändernde Wirkung.

Echtes Wohlbefinden und einen fantastischen Körper erreicht man, wenn man mit dem Körper als Ganzes arbeitet, dreidimensional, von oben nach unten *und* von innen nach außen. Ein gesundes, effektives, achtsames Übungsprogramm bewirkt mehr als nur ein besseres Körpergefühl, es bereichert Sie auch mental und emotional und hilft Ihnen, sich für einen gesünderen Ernährungs- und Lebensstil zu entscheiden. So sind es auch für viele meiner Patienten – unabhängig davon, aus welchen körperlichen Gründen sie zunächst in meine Praxis gekommen waren – die emotionalen und mentalen Auswirkungen meines Programms, die sie die Übungen regelmäßig und beständig durchführen und immer wiederkommen lassen. Untereinander scherzen sie, dass sie erkennen können, wer mit meinem Programm arbeitet und wer nicht. Sie sehen es den Augen und – natürlich – den Körpern an. Dieses innere und äußere Strahlen, der energiegeladene Körper, die Lebenslust und der besondere Schwung im Gang sind eindeutige Hinweise.

Es ist völlig in Ordnung, wenn Sie das Programm zunächst mit dem einfachen Ziel beginnen, fitter zu werden. Das ist für die meisten von uns der Ausgangspunkt. Und dieses 21-Tage-Programm *wird* die körperlichen Ergebnisse bringen, die Sie sich wünschen … und noch mehr. Sie werden eine gestraffte Silhouette haben, Sie verbreiten ein neues Strahlen und eine ruhigere, entspanntere Stimmung; Sie gehen aufgerichteter und selbstbewusster als je zuvor. Darüber hinaus wird dieses Programm Ihre Selbstwahrnehmung verbessern und Ihnen helfen, neue und gesunde Angewohnheiten aufzubauen. Sogar chronische Beschwerden werden verschwinden. Und den besten Teil habe ich bis zum Schluss aufgehoben: Mein 21-Tage-Programm ist kein strafendes, unerträgliches Workout-Regelwerk. Ich betrachte es im Gegenteil als ein Anti-Workout-Workout. Wenn Sie erst einmal spüren, wie Stress und Anspannung dahinschwinden und Ihr Körper sich streckt und geschmeidig wird, dann werden Sie sich sogar auf Ihre täglichen Rollenübungen freuen!

Größer,
Schlanker,
Jünger

Das 21-Tage-Programm »GSJ«

Wie und warum es funktioniert

Was heißt es genau, größer, schlanker und jünger zu sein (oder GSJ, wie ich abgekürzt sage)? Ein GSJ-Körper ist kein ausgehungerter, überarbeiteter oder nur oberflächlich geformter Körper. Er ist kein Körper, für den man sich abquält, nur um dann festzustellen, dass es unmöglich ist, die angestrebten und erreichten Ergebnisse auch über längere Zeit aufrechtzuerhalten. Unser Körper möchte von Natur aus *gedeihen,* und das tut er, wenn er von dem Menschen, der ihn bewohnt, geliebt wird.

Uns ist lange erzählt worden, dass wir nur gut aussehen und uns gut fühlen können, wenn wir Kalorien nach Plan verbrennen, unseren Körper bis zur Grenze fordern und unsere Ernährung so weit einschränken, bis das Essen kein Genuss mehr ist. Es freut mich sehr, Ihnen sagen zu können, dass das nicht wahr ist! Über viele Jahre ist mir dies durch die Arbeit mit meinen Patienten aus allen Gesellschaftsschichten immer wieder bewiesen worden.

In den nächsten 21 Tagen werden Sie die Faszienrolle im Wesentlichen dafür einsetzen, Weichgewebe wieder aufzubauen und auf gesunde und ausgeglichene Weise die richtigen Muskeln zu dehnen und zu formen, während Sie diejenigen entspannen, die eine Pause brauchen. Ich zeige Ihnen, wie Sie klüger anstatt härter arbeiten, und ich gebe Ihnen hilfreiche Tipps für die Bewegung in Ihrem ganz normalen Alltag. Sie erfahren, wie Sie ganz leicht Tag für Tag besser für sich selbst sorgen und sich so von innen heraus verändern können.

Sie werden lernen, die Rolle für verschiedene Zwecke einzusetzen. Dabei kommen immer zwei unterschiedliche Bewegungskategorien zum Einsatz: das Glätten der Faszien, um sie wieder geschmeidig zu machen, und das Umformen der Muskeln. An jedem Tag konzentrieren Sie sich auf einen bestimmten Körperbereich, in dem Sie mit der Rolle die Faszien und das Bindegewebe erweichen und hydratisieren. Dadurch werden Toxine ausgeschwemmt, Entzündungen können abheilen, Steifheit und Massigkeit schwinden. Narbengewebe bildet sich zurück, und Blockaden im Körper lösen sich. Mit dem Programm geben Sie sich selbst eine umfassende Trainingseinheit für den ganzen Körper und wecken all die Muskeln, die Sie groß und schlank machen und strahlen lassen. Wer unter chronischen Verspannungen und Schmerzen leidet, wird staunen, welche Erleichterung diese Übungen bringen. Wenn diese unbelastete Ausgangssituation wiederhergestellt ist, können wir zu den umformenden Bewegungen übergehen. Jetzt tonisieren und dehnen wir die Muskeln mit auf Pilates beruhenden Übungen mit der Faszienrolle.

Genauso wichtig wie das Faszien- und Muskeltraining sind Atemübungen zur Stressreduzierung und zur Beruhigung des Nervensystems. Bei Stress und Nervosität atmen wir oft nicht mehr richtig. Doch für eine optimale Gesundheit ist es äußerst wichtig, tief und vollständig zu atmen. Obwohl Sauerstoff eine notwendige Lebengrundlage ist, atmen die meisten von uns zu flach und/oder halten den Atem an. Das gilt vor allem, wenn wir gestresst sind. Eine meiner Patientinnen verlor in ein paar Wochen fünf Kilo nur dadurch, dass sie gelernt hatte, ihr Leben langsamer anzugehen und tiefer zu atmen. Richtiges Atmen beruhigt, führt einen ins Hier und Jetzt und lässt einen sich selbst und die Welt um einen her bewusster wahrnehmen. Und wenn man aufmerksam im Moment ist, ändert sich alles – Stressessen lässt nach (vor allem die Gier nach Zucker), man fühlt sich weniger unter Zeitdruck und trifft bessere Entscheidungen. Sie werden erstaunt sein, wie durch eine ruhigere und ausgeglichenere Haltung emotionsgesteuerte Essgelüste verschwinden und wie sich Ihr Ernährungs- und Lebensstil ganz natürlich in eine gesunde Richtung entwickelt. Das Ergebnis all dieser Veränderungen ist schließlich der GSJ-Zustand – Sie fühlen sich größer, schlanker und jünger und sehen auch so aus.

Rollen Sie sich größer

Viele Fitness-Programme behaupten, dass sie Sie schlanker und fitter machen können, aber bestimmt haben Sie noch nie von einem gehört, das Sie auch größer machen kann! Nun, dieses kann es. Glauben Sie es oder nicht, ich kann Ihnen helfen, zwei bis drei Zentimeter größer zu werden – ich habe erlebt, wie das passierte, bei mir und bei meinen Patientinnen. Doch vielleicht nicht auf die Art, die Sie sich vorstellen. Die Übungen mit

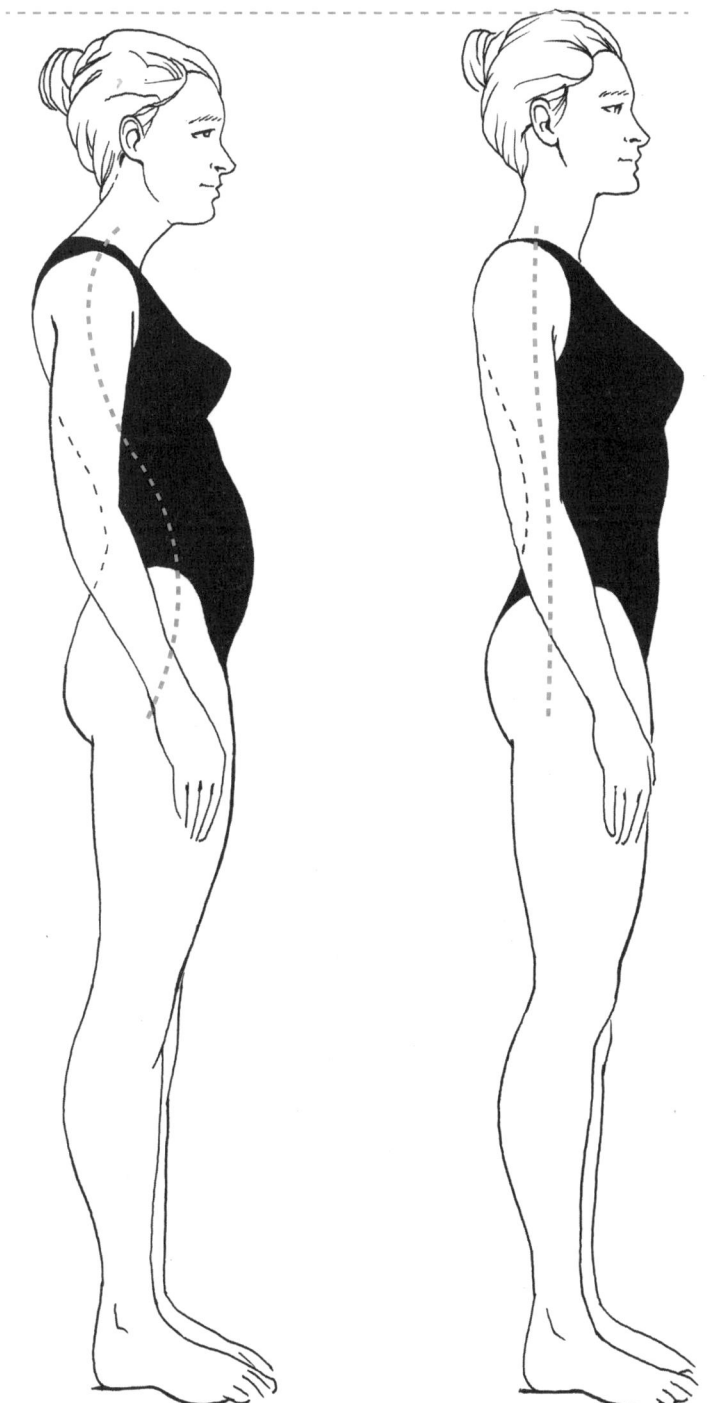

der Rolle in diesem Buch führen ganz natürlich zu einer besseren Haltung – ein immer seltener anzutreffender Zustand in einer Welt, in der wir uns dauernd über unsere Schreibtische beugen oder auf elektronischen Geräten herumtippen.

Auch wenn Ihre Großmutter Ihnen das erzählt hat, geht es bei einer guten Haltung nicht darum, ein Buch auf Ihrem Kopf zu balancieren. Es geht um eine Stärkung der Rumpfmuskulatur und eine Druckentlastung der Gelenke, was wiederum die Wirbelsäule stützt und aufrichtet. Eine bessere Haltung können wir durch eine Reihe von Übungen erreichen, die die Wirbelsäule und andere Gelenke von Druck entlasten und uns dadurch nicht nur größer machen, sondern gleichzeitig auch unser Köperbewusstsein stärken. Größer zu sein bedeutet im Wesentlichen, die Beziehung des Körpers zur Schwerkraft zu verbessern und sich der Welt auf andere Art zu präsentieren.

Sehr wahrscheinlich nutzen Sie *nicht* den ganzen Platz, den Sie in Ihrem Körper zur Verfügung haben. Die Übungen in diesem Buch sorgen dafür, dass der gesamte Raum in Ihrer Wirbelsäule und Ihren Gelenken aktiviert wird, und tragen so zu einer Vergrößerung bei. Auch wenn diese Steigerung der Körpergröße nur Millimeter messen sollte, ist die Wirkung doch enorm. Sie erlaubt es Ihnen,

die Maximalgröße Ihres Körpers zu erreichen, und verleiht Ihnen ein wunderbares Gefühl von Freiheit – das wiederum den Eindruck von Größe und Selbstvertrauen hervorruft. Zwar gibt es keine Möglichkeit, Ihre Knochen zu verlängern, aber die Übungen zum leichteren Tragen des Körpergewichts stärken Ihre Knochen. Sie können sogar helfen, Osteoporose vorzubeugen und damit auch einem Schrumpfen des Körpers und all den Haltungsproblemen, die damit zusammenhängen.

Nach diesem 21-Tage-Programm schreiten Sie (wortwörtlich) hoch erhobenen Hauptes durch Ihr Leben, Ihr Herz ist weit geöffnet, und Sie haben ein neues Selbstvertrauen, das darauf beruht, dass Sie Ihren Platz in voller Größe einnehmen und der Welt selbstbewusst gegenübertreten.

Rollen Sie sich schlanker

Wenn ich meine Patienten nach ihrem hauptsächlichen Übungsziel frage, antworten die meisten, dass sie schlanker werden wollen. Manche möchten ihren Bauch loswerden, andere wollen Oberschenkel, Arme oder Po festigen. In diesem Programm werden Sie Lösungen für all die Körperbereiche finden, die Sie sich schlanker und straffer wünschen.

Aber schlank zu sein bedeutet mehr als nur dünn zu sein – es heißt auch, stark zu sein. Das erfordert ein Tonisieren und Dehnen der inneren und der Rumpfmuskulatur (oder »Ballerinamuskulatur«, wie ich sie gern nenne). Es kommt darauf an, die spezifischen Muskeln anzusprechen, die beim Zusammenhalten der Taille helfen und die das Dickwerden bekämpfen, das auf uns alle zukommt, wenn wir älter werden. Schlanker zu werden erfordert auch Übungen, die das Lymphsystem stimulieren, für die nötige Feuchtigkeit im Körpergewebe sorgen, den Körper aufrichten und strecken und Gifte ausschwemmen. Das hilft nicht nur beim Gewichtsverlust, sondern baut auch Stress ab und beruhigt das Nervensystem. Dies wiederum bewirkt oft, dass man bewusster isst und Essen aus emotionalen Gründen nicht mehr nötig hat. Schlanker zu werden heißt, eine straffere, ruhigere und gesündere Version von sich selbst zu erschaffen. Das klingt vielleicht nach einer anstrengenden Aufgabe, aber Sie werden erstaunt sein, wie leicht es tatsächlich ist, diese Ziele bei einer regelmäßigen Durchführung meines Programms zu erreichen.

Auch wenn es ungerecht ist, haben manche von uns einen Körper, der immer breiter und massiger zu werden scheint, je mehr wir Sport auf die Art treiben, die uns nahegelegt wird (Cardio, Gewichtheben, Spinning, Boot Camps etc.). Das war jedenfalls bei mir der Fall! Und das ist das Schöne an den Rollenübungen: Wenn wir sie regelmäßig machen, nehmen unsere Muskeln dieses längliche, schlanke, schön geformte Aussehen an, das viele von uns schon als unerreichbar aufgegeben haben. Darüber hinaus wirkt die Arbeit mit der Rolle auf die Faszien und setzt eingelagerte Toxine frei, wodurch massige Muskelpakete zu hübschen, schlanken Muskeln umgebildet werden. Ob Sie es glauben oder nicht, ich habe gesehen, wie bei meinen Patientinnen bestimmte Körperbereiche nur dadurch schlank wurden, dass darin festsitzende Toxine durch die Übungen »hinausgerollt« und die richtigen Muskelgruppen aktiviert wurden.

Während Sie die schlechten Stoffe wegrollen, bauen Sie ästhetisch schöne und gleichzeitig funktionale Muskeln auf. Die Umformung der überarbeiteten und überentwickelten massigen Muskeln in eine schöne und funktionale Muskulatur macht es einfacher, die inneren stabilisierenden Muskeln – Rumpfmuskulatur, innerer Oberschenkelmuskel, Trizeps und innerer schräger Bauchmuskel – zu aktivieren und eine Verbindung zu ihnen herzustellen. Nicht zufällig sind dies auch die Muskelgruppen, die »auf der Strecke bleiben«, wenn wir alt werden.

Diese Muskeln werden zu hängenden Schwabbelmassen, wenn man sie nicht trainiert. Aber Sie werden diese Muskeln zurück in Aktion rollen, wieder eine Verbindung zu ihnen herstellen und sich ihrer bewusst werden. Nur zehn Minuten am Tag werden die neuromuskulären Verbindungen aktivieren, sodass Sie sich auch während der vielen Stunden am Tag, in denen Sie nicht mit der Rolle üben – wenn Sie die Einkäufe nach Hause tragen, die Kinder von der Schule abholen oder am Schreibtisch sitzen –, Ihrer Rumpfmuskeln bewusst sein werden. Durch dieses Bewusstsein können Sie diese Rumpfmuskeln aktiv halten und sich stärker mit Ihrem Körper verbunden fühlen. Und das Verrückte ist: Nach einer Weile werden Sie gar nicht mehr merken, wie diese Muskeln im Alltag ihre Arbeit tun, weil sich neue, gesunde Gewohnheiten gebildet haben.

Rollen Sie sich jünger

Leider kann ich Sie nicht zu dem berühmten Jungbrunnen führen. Aber ich kann Ihnen etwas noch Besseres zeigen: erprobte Methoden, die erwiesenermaßen den Alterungsprozess drastisch hinauszögern können. Beim Kampf gegen die Auswirkungen des Alterungsprozesses geht es vor allem darum, Stress zu mindern, Verspannungen abzubauen und Narbengewebe zu glätten, um sich freier bewegen zu können. Das hört sich inzwischen vertraut an, nicht wahr? Ich werde Ihnen zeigen, wie Sie all das schaffen können und wie Sie Ihr Körpergewebe feucht halten und Ihre Gelenke mit Gelenkflüssigkeit schmieren, sodass der Blutkreislauf angeregt wird und Verspannungen und Steifheit reduziert werden. Dadurch werden Sie wiederum ein besseres Gespür für die Vorgänge in Ihrem Körper bekommen und die Wurzeln von Unausgewogenheit, Schmerz und Blockaden erkennen, die oft der Grund für vorzeitiges Altern sind. Das ist vielleicht nicht der Jungbrunnen – aber es funktioniert wirklich!

Was Sie brauchen, um anzufangen

Ich bin der Meinung, dass jeder Zugang zu dem haben sollte, was man braucht, um gesund zu bleiben. Deswegen war es mir bei der Entwicklung dieses Programms wichtig, dass seine Durchführung nicht mit hohen Kosten verbunden ist. Und das ist ein weiterer Grund, warum ich ein großer Fan der Faszienrolle bin. Dieses eine relativ preiswerte Gerät ersetzt teure Workout-Geräte, den Beitrag für ein Fitnessstudio oder teure Sportstunden.

Wenn Sie noch keine Rolle haben, erfahren Sie im folgenden Kasten, welche für Sie am besten geeignet ist. Das Einzige, was ich sonst noch empfehle, ist eine Übungs- oder Yogamatte – was auch immer Sie gerade zur Hand haben. Sie brauchen zum Üben nur eine rutschfeste Unterlage, auf der Sie gut aufliegen.

Tipps zum Kauf einer Faszienrolle

Falls Sie noch keine Faszienrolle besitzen, ist jetzt der richtige Zeitpunkt, um eine zu kaufen. Die Rollen sind zwischen 30 und 90 Zentimeter lang. Für die Übungen in diesem Buch kaufen Sie am besten eine 90 Zentimeter lange Rolle mit einem Durchmesser von 15 Zentimetern. Bei dieser Länge können Sie die Rolle zum Tonisieren der Muskeln einsetzen und sie längs unter Ihre Wirbelsäule legen, um gestützt und korrekt ausgerichtet zu sein.

Es gibt die Rollen in verschiedenen Härtegraden. Für unser Programm brauchen Sie eine spezielle Materialstärke. Denken Sie an das Mädchen in dem Märchen *Goldlöckchen,* wenn es um die Wahl Ihrer Rolle geht. Sie probierte zuerst drei Betten aus, bevor Sie eines davon als richtig empfand. Eine Schaumstoffrolle ist zu weich, wenn sie die Faszien und Muskeln nicht wirkungsvoll formt und tonisiert; eine zu harte Rolle ist zu aggressiv für die erholsamen und beruhigenden Übungen des Programms. Sie brauchen eine vielseitige Rolle, die sowohl formt als auch entspannt. Außerdem soll sie natürlich haltbar sein und nicht schon bald nach dem Kauf ihre Stabilität verlieren. Rollen sind nicht teuer, und es ist besser, Sie geben zehn Euro mehr für eine Rolle aus, die Ihnen erhalten bleibt, als eine billige zu kaufen, die Sie schon nach ein paar Monaten wieder ersetzen müssen.

Die Rolle sollte eine mittlere Härte aufweisen, die sowohl für das Formen als auch für das Erneuern der Muskeln geeignet ist. Anders als billige Schaumstoffrollen sind die speziell entwickelten Faszienrollen (auch »Fitness-Rolle« oder »Pilates-Rolle« genannt) sehr haltbar, ohne am Körper zu aggressiv zu wirken, und die Materialoberfläche wurde eigens für den multifunktionalen Gebrauch zum Abbau von Blockaden und zum Stimulieren des Lymphsystems entworfen. So können Cellulite und zu massige Muskeln verringert und die Abwehrkräfte gestärkt werden.

Perfekt wären zwei unterschiedlich große Schaumstoffrollen: eine »Reiserolle« (30 Zentimeter lang, 15 Zentimeter Durchmesser) für unterwegs, die in die Reisetasche passt, und eine 90 Zentimeter lange Rolle mit 15 Zentimeter Durchmesser für das tägliche Programm.

Die Zehnerserie

Der Weg zu unserem GSJ-Körper besteht aus zehn Übungssequenzen. In den nächsten 21 Tagen werden wir uns gründlich mit zehn verschiedenen Körperbereichen beschäftigen. Diese Zielbereiche orientieren sich an der Behandlungsserie von zehn Sitzungen der Strukturellen Integration (mehr dazu im Abschnitt »Strukturelle Integration«, Seite 29 f.), ergänzt durch auf Pilates basierenden Bewegungen, um Muskeltonus, -stärke und -ausrichtung zu entwickeln. Dabei handelt es sich um die folgenden zehn Bereiche:

1. Arme, Brust und Schultern
2. Füße, Fußgelenke und Unterschenkel
3. Beine
4. Taille
5. Gesäß
6. Hüften
7. Becken und innere Oberschenkel
8. Tiefer Rumpf und Lendenmuskel
9. Rückwärtige Rumpfmuskulatur
10. Schlüsselbein, Hals und Kopf

Sie werden diese Zehnerserie in den nächsten 21 Tagen zweimal durchlaufen, nach dem ersten Durchgang ist ein Ruhetag eingeschaltet. Auch wenn alle Übungen Körper und Geist als Einheit ansprechen, werden wir uns in den ersten zehn Tagen stärker auf den physischen Aspekt konzentrieren und in der zweiten Zehnerserie unsere Aufmerksamkeit stärker der emotionalen Komponente zuwenden. Und obwohl wir uns jeden Tag auf bestimmte Körperbereiche konzentrieren, richten sich alle Übungen auf den *ganzen* Körper. Es werden nur jeweils bestimmte Bereiche stärker betont.

Der Zeitrahmen und die zeitliche Einteilung dieses Programms sind nicht zufällig. Eine in vielen Kulturen überlieferte Weisheit besagt, dass es etwa 21 Tage dauert, bis man alte Angewohnheiten abgelegt und neue gebildet hat. Außerdem habe ich festgestellt, dass meine Patienten nach 21 Tagen unverkennbare Ergebnisse sehen und große körperliche Durchbrüche erleben; das inspiriert und motiviert sie, die Übungen mit der Rolle als wichtigen Bestandteil in ihre tägliche Routine aufzunehmen.

Die Workouts mit der Rolle

Jeden Tag werde ich Sie durch eine komplette Übungsserie zum Aufwärmen und Arbeiten mit der Rolle führen, die so-wohl der Selbstmassage dient, als auch die Muskeln formt und kräftigt. Die Be-wegungen werden abwechselnd die Wir-belsäule und die Gelenke entspannen (für eine größere Erscheinung); die Fas-zien glätten, die Muskulatur strecken und ausbalancieren und die inneren Rumpf-muskeln aufbauen (für eine schlankere Erscheinung); Stress abbauen und Nar-bengewebe glätten (für ein jüngeres Aus-sehen). Jeder Tag umfasst:

→ **Warm-up,** um den Körper auf die Arbeit mit der Rolle vorzubereiten.

→ **Glättende Übungen,** um Gifte freizusetzen und Faszien und Muskelgewebe zu glätten.

→ **Umformungsübungen,** um die nun formbaren Faszien und Muskeln neu zu formen.

→ Ein Auflisten der **körperlichen Auswirkungen** (in der ersten Zehnerserie).

→ Ein Auflisten der **emotionalen Auswirkungen** (in der zweiten Zehnerserie).

→ Einen **Bewegungs-Neustart,** der auf den Übungen des Tages aufbaut und dabei hilft, die positiven Auswirkungen der jeweiligen Übungssequenz in die täglichen Bewe-gungsmuster zu integrieren (in der ersten Zehnerserie).

→ Einen **Moment der Selbstfürsorge,** in dem Möglichkeiten gezeigt werden, für sich selbst zu sorgen, um sein emotionales und mentales Wohlbefinden zu stärken (in der zweiten Zehnerserie).

Cardiotraining während des 21-Tage-Programms

Ich weiß, dass es Ihnen schwerfallen wird, in den nächsten 21 Tagen auf Ihr Cardio-Training zu verzichten. Ich verstehe die Sorge um das Gleichgewicht zwischen Aufnahme und Verbrauch von Kalorien. Trotzdem empfehle ich Ihnen, wenigstens in den ersten 21 Tagen des Programms auf Ihr Cardio-Training zu verzichten. In dieser Zeit werden sich Ihre Körperhal-tung und -ausrichtung, Ihr Körper- und Organbewusstsein und die Muster Ihrer Muskelbewegungen drastisch verbessern, während Kompensationsmuster zurück-gehen. All das kann durch die falsche Art von Cardiotraining eingeschränkt oder verhindert werden. Zum Beispiel werden beim Spinning oder Indoor-Cycling die vorderen Oberschenkelmuskeln (Quadrizeps) übermäßig beansprucht, die Beine werden nie ganz gestreckt (dadurch wird die Ausrichtung insgesamt negativ beeinflusst), und man lehnt sich vornüber, wodurch das Zwerchfell zusammengedrückt und die Sauerstoffaufnahme und Kohlendioxidabgabe vermindert werden. All diese Faktoren können dazu führen, dass Sie von den Ergebnissen dieses Programms nicht optimal profitieren. Darüber hinaus können einige Arten von Cardiotraining das Nervensystem auf Hochtouren bringen und so einen starken Anstieg der Stresshormone Cortisol und Ghrelin verursachen, die wiederum einen gesteigerten Appetit bewirken. Das wäre das Gegenteil von dem, was wir anstreben: Wir wollen das Nervensystem beruhigen, Spannung vermindern und zu stark aufgepolsterte oder überarbeitete Körperbereiche glätten. Gleichzeitig stimulieren wir das Lymphsystem, das für den Blutkreislauf und die Reinigung des Blutes im Körper verantwortlich ist, die Abwehrkräfte stärkt, Gifte freisetzt und so schlanker macht.

Sicher haben viele die Sorge, dass sie zunehmen, wenn sie ihr Cardiotraining weglassen. Dazu möchte ich Folgendes sagen: Wenn wir unter zu starkem Stress stehen oder sehr hart arbeiten wie bei einigen Cardio-Workouts, ist davon auch das Nervensystem betroffen. In *The Cardio-Free Diet* schreibt Jim Karas: »Cardio-Workouts verbrennen ein paar Kalorien, aber viel weniger, als Sie vielleicht glauben. Und je mehr Cardiotraining Sie machen, desto mehr Hunger bekommen Sie. Cardio hilft nicht nur nicht beim Abnehmen, sondern es tötet – es tötet Ihre Zeit, Ihre Energie, Ihre Gelenke, Ihre Motivation. Sie verbrennen ein paar mickrige Kalorien und nehmen nach dem Training doppelt so viele zu sich. Das Ergebnis? Sie nehmen zu – und zwar viel.« Mit anderen Worten: Die Anzeige am Laufband sagt Ihnen vielleicht, dass Sie 400 Kalorien verbrannt haben, aber diese Kalorien kommen gleich wieder hinzu, sobald Sie Ihr Kokoswasser und Ihren Latte macchiato getrunken haben … und Sie werden trotzdem noch Hunger haben. Dieses übliche Szenario ist wie ein Pflaster – es bedeckt vielleicht Ihre Wunde, aber es trägt nicht wirklich zur Heilung bei.

Wenn Sie sich beim Workout überfordern oder die falschen Übungen machen, kann das tatsächlich dazu führen, dass Sie mehr essen. Der Grund ist nicht nur, dass Ihr Körper die Kalorien braucht, sondern dass Ihr Nervensystem und das Stressniveau hochgefahren werden. Bestimmt haben Sie auch schon von »Stress-Essen« oder »emotionalem Essen« gehört. Wenn das exzessive Cardiotraining wegfällt, kann der Körper sein Gleichgewicht wiederfinden und spüren, welches Essen er wirklich braucht, um sich wohl und vital zu fühlen, und man muss nicht schnell das Hungergefühl mit den falschen Sachen stillen. Aber natürlich will ich nicht sagen, dass Sie aufhören sollen, sich zu bewegen. Gehen Sie spazieren, machen Sie einen Tanzkurs, wandern und schwimmen Sie. Alle Aktivitäten, die Ihnen Spaß machen und bei denen Sie Ihren wunderbaren Körper spüren, sind gut für Sie. Und wenn Sie sich Ihres Körpers bewusst sind, wissen Sie auch, ob Sie wirklich Hunger haben oder nicht. Sie leben intensiver im Moment, sind ruhiger und nehmen Ihre Bedürfnisse bewusster wahr, so kommt Ihr Appetit auf natürliche und gesunde Weise ins Gleichgewicht und kann sogar geringer werden. Sie fangen an, wegen der guten Nährstoffe und eines angenehmen Gemeinschaftsgefühls zu essen, anstatt eine Leere zu füllen oder ein körperliches oder emotionales Defizit zu kompensieren. Gleichzeitig merken Sie aber auch, dass es völlig in Ordnung ist, sich ab und zu ohne Schuldbewusstsein eine besondere Schlemmerei zu gönnen.

Ich empfehle Ihnen, statt Ihres Cardio-Workouts nach den Übungen lieber fünf bis fünfzehn Minuten auf einem Trampolin zu springen. Einer Untersuchung der NASA zufolge wirkt sich Trampolinspringen 68 Prozent effektiver auf die Herz-Kreislauf-Gesundheit und die Fettverbrennung aus als Joggen. Außerdem macht es Spaß und ist eine sanfte und doch wirkungsvolle Art einer Herz-Kreislauf-Übung, bei der dreidimensionale Bewegungen ausgeführt werden. Und das Springen auf dem Trampolin hat noch weitere positive Wirkungen: Es stimuliert das Lymphsystem, vermindert Stress, stärkt die Knochendichte, hebt das Gesäß, steigert die Abwehrkräfte, kurbelt den Blutkreislauf an und erhöht das Energieniveau. Ich habe sogar schon gehört, dass es beim Abbau giftiger Energien helfen soll, wenn man gegenüber negativen Ausstrahlungen anderer Menschen sehr sensibel ist. Minitrampoline sind nicht allzu teuer und können übers Internet bestellt werden. Wollen Sie kein zusätzliches Gerät kaufen, gibt es andere sanfte Cardio-Übungsmöglichkeiten, zum Beispiel Spazierengehen, Wandern, Schwimmen, Tanzen und alle fließenden Bewegungsarten, bei denen sich der Körper ganz natürlich bewegt.

Meine Patienten haben durch das Programm alle abgenommen oder an Umfang verloren – was jeden von ihnen verblüff-

te, genau wie ihre Familien und Freunde. Ich verspreche Ihnen, dass Sie nach 21 Tagen feststellen werden, dass Ihre Körperform sich verändert hat und Ihre Kleidung besser sitzt. Und dann können Sie entscheiden, wie viel Cardiotraining Sie in Ihr Übungsprogramm aufnehmen wollen. Sehen Sie die nächsten 21 Tage als eine Zeit an, in der Sie Körper und Geist für einen Neuanfang zurücksetzen.

Tag 22 und danach

Ihre Reise mit der Rolle sollte nicht an Tag 22 zu Ende sein. Es dauert etwa 21 Tage, um den Körper für einen Neuanfang bereit zu machen, aber Sie beginnen mehr als ein dreiwöchiges Programm: Es ist das Eingangstor zu einem gesünderen, erfüllteren Leben. Ich empfehle Ihnen, die Rollenübungen zur täglichen Routine zu machen, ob Sie nun jeweils das 21-Tage-Programm durchlaufen oder mit einzelnen Übungsteilen andere Fitnessaktivitäten ergänzen. Sie können mit diesem Buch auch gezielt an einzelnen Körperpartien arbeiten. Dafür finden Sie auf den Innenseiten des Buchcovers ein Verzeichnis, in dem Sie alle Übungen an einem Ort finden, geordnet nach den Körperbereichen, auf die sie hauptsächlich wirken.

Nutzen Sie auf jeden Fall auch das Kapitel »Tipps für Ihre Gesundheit« (ab Seite 207) und die auf meiner Website laurenroxburgh.com verfügbaren Videos, um chronische oder immer wieder auftauchende Beschwerden wie zum Beispiel Angstgefühle, Depressionen, Schlaflosigkeit oder Verdauungsprobleme zu lindern.

Warum das Programm funktioniert

Nachdem Sie nun eine Vorstellung davon haben, *wie* das Programm aussieht, wollen wir darüber sprechen, *warum* es funktioniert. In mehr als zwei Jahrzehnten Tätigkeit im Fitness- und Wellnessbereich habe ich mich mit einem breiten Spektrum an Möglichkeiten zur Verbesserung des Wohlbefindens beschäftigt, darunter mit Ernährung, Yoga, Personal Training, Struktureller Integration und Pilates. Die beiden letzten bilden die Basis des Rollen-Programms, das Sie nun beginnen werden.

Pilates

Wir halten Pilates meist für eine moderne Form des Bewegungs- und Krafttrainings, aber tatsächlich war Pilates schon fast ein Jahrhundert alt, als es in den 1990er Jahren allgemein bekannt und beliebt wurde. Erst in dieser Zeit erkannten Sportwissenschaft und Physiotherapie die großen Vorteile der Pilates-Prinzipien – wie dessen Begründer schon Jahrzehnte zuvor.

Joseph Pilates wurde 1883 in Mönchengladbach geboren. Er war ein kränklicher Junge, und aufgrund seiner körperlichen Schwäche galt sein Interesse schon früh Methoden, um seinen Körper zu stärken. Er beschäftigte sich mit vielen Themen und Übungspraktiken, von Yoga, Qigong und Zen-Buddhismus über alte griechische und römische Ideale des menschlichen Körpers bis zu den Bewegungen der Tiere. Mit vierzehn Jahren hatte Pilates einen so ausbalancierten und straffen Körper und war so unglaublich fit, dass er sogar als Modell für Anatomieschaubilder diente. Aus seinen Studien und Selbstexperimenten zog er den Schluss, dass die Ursache für eine schlechte Gesundheit die »moderne« Lebensart mit schlechter Haltung und falscher Atemtechnik war. Und das schon vor dem Beginn des 20. Jahrhunderts!

Als Pilates im Ersten Weltkrieg in England interniert war, begann er, Soldaten die von ihm erarbeiteten Übungen beizubringen. Dabei entwickelte er das System von Bodenübungen, das heute als Pilates-Mattenarbeit bekannt ist. Einige Jahre später wurde Pilates in ein anderes Militärlager versetzt, wo er sich um die verwundeten und kranken Solda-

ten kümmerte. Für deren Rehabilitation schuf Pilates aus den Sprungfedern von Krankenhausbetten Übungsgeräte, die die Bewegungen der Übenden zum Wiederaufbau einer ausgeglichenen Muskelspannung unterstützten und förderten. Die heutigen Pilates-Geräte unterscheiden sich nicht groß von denen, die Pilates improvisierte. Pilates-Geräte fordern den Körper heraus und stützen ihn gleichzeitig, während er lernt, sich effektiv zu bewegen. Bestimmt wissen Sie schon, worauf ich hinauswill: Die Faszienrolle tut das Gleiche!

Strukturelle Integration

Bei der so genannten Strukturellen Integration wird durch die Arbeit an den Faszien eine Aufrichtung des Körpers angestrebt. Diese Methode geht auf eine andere Pionierin der Körperarbeit zurück: Ida Pauline Rolf, eine herausragende amerikanischen Wissenschaftlerin, die 1896 in New York geboren wurde und sich – genau wie Pilates – nach einer von Krankheiten bestimmten Kindheit den Möglichkeiten der Heilung körperlicher Beschwerden widmete. Dabei beschäftigte sie sich unter anderem mit Homöopathie, Hatha-Yoga, Bewegungstechniken, Osteopathie und Chiropraktik. Sie kam zu der Auffassung, dass all diese verschiedenen Heilungsarten darauf basierten, den Körper korrekt auszurichten, die Lebenskraft zu stärken und die Balance und Effektivität der anatomischen Struktur zu verbessern. Aus diesen verschiedenen Ansätzen entwickelte sie das System der Strukturellen Integration, ein »ganzheitliches System der manuellen Behandlung des Weichgewebes und der Bewegungserziehung, das den ganzen Körper in der Schwerkraft besser organisiert«. Ihre Qualifikation als Wissenschaftlerin und Forscherin befähigte sie, diesen einzigartigen Ansatz wissenschaftlich zu untermauern.

Der Strukturellen Integration (als Hommage an die Erfinderin oft auch »Rolfing« genannt) liegt ein Programm aus zehn Folgen zugrunde, das normalerweise in zehn Sitzungen durchgeführt wird. Bei jeder Sitzung wird an unterschiedlichen Körperstellen gearbeitet. Ziel ist es, dem Körper zu ermöglichen, sich besser in der Schwerkraft auszurichten und sich effektiver zu bewegen. Nach Rolfs Auffassung führen verhärtete Faszien (oder Bindegewebe, mehr dazu im nächsten Kapitel) häufig dazu, dass die Muskeln nicht richtig arbeiten. Durch manuelle Therapie strebte sie an, diese Faszien zu lockern, um eine bessere Ausrichtung und Streckung zu erreichen und damit anmutige und effektive Körperbewegungen zu ermöglichen. Während der Entwicklung ihres Programms entdeckte Rolf eine Verbindung zwischen Emotionen und dem weichen Körpergewebe. Sie schloss daraus, dass chronische Muster muskulärer Verspannungen negative Emotionen und Stress speichern können und so der Einfluss dieser Emotionen im Körper eines Menschen und sogar in seiner Persönlichkeit fortbestehen kann.

Als Therapeutin für Strukturelle Integration orientiere ich mich mit meinem Programm an der Zehnerserie – mit einem bedeutenden Unterschied. Bei der Strukturellen Integration führt der Therapeut manuelle Behandlungen am Patienten durch, bei meinem Programm wird der Patient ermächtigt, die Faszienrolle selbst einzusetzen. So lernt er an jedem einzelnen Tag, sich selbst zu heilen, sich auszurichten und zu stärken und so Verletzungen, Spannungen und Schmerz vorzubeugen.

Faszien

Heute erscheint es fast unglaublich, wie weit Ida Rolf ihrer Zeit voraus war. Obwohl sie sich schon im frühen 20. Jahrhundert theoretisch mit Faszien beschäftigte und ihre Patienten durch Faszienarbeit therapierte, erkannte man deren Bedeutung in wissenschaftlichen und medizinischen

Kreisen erst mit dem ersten weltweiten Faszien-Kongress 2007 in Boston an. Davor wurden sie eher als Ärgernis betrachtet, da sie die Muskeln umhüllen und daher entfernt werden mussten, wenn Wissenschaftler und Medizinstudenten die Zusammensetzung und Funktion der Muskeln studieren wollten. Noch vor einigen Jahren wurden die Faszien beim Sezieren von Leichen im wörtlichen Sinn »hinten runterfallen gelassen«, weil man sie nur für unbelebtes Füllmaterial hielt. Doch bezogen auf die Gesundheit des Menschen ist das neue Wissen über die Faszien so revolutionär wie die Entdeckung, dass die Welt rund und keine Scheibe ist – es verändert *alles*. Wissenschaft und Medizin verstanden plötzlich, dass die Faszien nicht zu vernachlässigen, sondern ganz im Gegenteil äußerst bedeutend sind, da sie die Form unseres Körpers mitbestimmen. Die Faszien bilden das größte Sinnesorgan des menschlichen Körpers, sie sind wesentlich an der Aufrichtung des Körpers, an seiner Bewegungsfähigkeit und seinen Funktionen beteiligt.

Aber was sind die Faszien genau? Sie sind im Grunde wie ein extrem dünner Neoprenanzug unter der Haut, der den ganzen Körper und jeden einzelnen Muskel umspannt. Faszien halten alle Körperteile an ihrem Platz und miteinander ver-

bunden, darunter unsere Organe, unsere Muskeln, Sehnen und Bänder. Sie halten uns aufrecht, und sie verbinden und trennen Körperteile.

Von Natur aus sind Faszien flexibel, können aber unter bestimmten Umständen starr werden und verkleben, was eine gesunde Versorgung durch das Blut mit Sauerstoff verhindert. Stellen Sie sich einen Schwamm vor, der in feuchtem Zustand elastisch und nachgiebig ist, in trockenem Zustand jedoch hart, steif und fest. Saftige, dünne, durchfeuchtete und gut versorgte Faszien sind glückliche Faszien – und die sorgen für eine glücklichere und beschwingtere Person. Abhängig von unseren Handlungen, Bewegungen und Lebensmustern können Faszien sich zum Guten oder Schlechten verändern. Wenn wir über lange Zeit die gleiche Haltung einnehmen oder eine bestimmte Bewegung sehr häufig wiederholen, fangen unsere Faszien an, ihre Form diesen Bewegungen oder Bewegungsmustern anzupassen – denken Sie an den so genannten »Smartphone-Nacken«. Und weil die Faszien ein miteinander verbundenes Gewebe sind, das den ganzen Körper umhüllt, können andauernde Fehlhaltungen in einem Körperbereich bewirken, dass auch andere Bereiche ihre natürliche Haltung verändern. Gesunde Faszien sind dünn, weich, durchfeuchtet und widerstandsfähig; ungesunde Faszien enthalten Toxine und speichern negative Emotionen wie zum Beispiel Stress. Das verhärtete Gewebe ungesunder Faszien ist manchmal als Knoten oder dicke Verhärtung sicht- und spürbar.

Folgerichtig spielen die Faszien bei unserem Bemühen um lange und schlanke Muskeln und eine korrekte Ausrichtung eine wesentliche Rolle, und diese beiden Faktoren wiederum führen zu einem größeren, schlankeren und jüngeren Körper. Wie können wir also diese formbaren Faszien in einen gesunden, optimalen Zustand versetzen?

Neben einem erhöhten Körperbewusstsein und einer verbesserten Haltung gibt es ein einfaches Werkzeug zur Erreichung dieses Ziels. Bestimmt ahnen Sie schon, dass ich von der Faszienrolle spreche.

Wie die Faszienrolle wirkt

Die Faszienrolle ist das beste Werkzeug, um Verfestigungen und eingelagerte Toxine im Körpergewebe – und vor allem in den Faszien – zu lösen und gleichzeitig für eine bessere Durchblutung und Versorgung mit Feuchtigkeit zu sorgen. Das Ergebnis ist gesundes, formbares Gewebe, das nur darauf wartet, in Topform gebracht zu werden. Die Rolle wirkt in den Faszien auf ungefähr die gleiche Art wie eine manuelle Therapie: Toxine werden ausgespült; dickes, festes, verklebtes Gewebe wird gelockert und geglättet, und das Bindegewebe wird durchfeuchtet. Dies zeigt sich in gesünderem, schlankerem und lebendigerem Aussehen. Gleichzeitig wird die Struktur der Muskeln umgeformt – sie werden schlanker und geschmeidiger. Wenn Sie erst einmal ein gesundes, formbares Gewebe haben, können Sie die Kombination von längenden, straffenden Bewegungen und den mit der Rolle mobilisierten Faszien einsetzen, um lange, sehnige und ausgeglichene Muskeln zu entwickeln. Zusammen mit gesunden Faszien verleihen diese Ihrem Körper nun eine schöne, größere, schlankere und jugendlichere Form.

Die Faszienrolle hilft Ihnen auch, die inneren Rumpfmuskeln und die für die Haltung zuständigen Muskeln zu benutzen und zu formen – die anmutigen »Ballerinamuskeln«. Zusammen mit streckenden und straffenden Pilates-Bewegungen bringt die Rolle Ihren Körper dazu, die stabilisierenden und die Alterung verzögernden Muskeln zu aktivieren. Denn um Ihren Körper beim Einsatz der Rolle auszubalancieren, müssen Sie mit den Rumpfmuskeln und der inneren Muskulatur arbeiten. Das Aktivieren dieser Muskeln ist nicht so einfach, doch wenn Sie die Balance halten, werden sie automatisch zur Stabilisierung eingesetzt. Diese Muskeln halten Sie schlank, stark und fit, daher ist ihre Aktivierung wesentlich, um den gesunden und sexy Körper zu formen, nach dem Sie sich sehnen. Die Faszienrolle wirkt so wie ein Schalter, der die Arbeit der entscheidenden Muskeln in Gang setzt.

Ich bin sicher, dass Sie genau wie meine Patientinnen staunen werden, wenn Sie erleben, wie sehr Ihr ganzer Körper und Ihr Leben sich im Verlauf von drei Wochen verändern. Nicht nur werden Sie sich über ein größeres, schlankeres, jüngeres Aussehen freuen können, Sie werden auch feststellen, wie stark Körper und Geist zusammenhängen. Man sagt, dass unser körperliches Erscheinungsbild unsere emotionale Persönlichkeit widerspiegelt. Dieses Programm wird Ihnen zeigen, wie achtsame Bewegungen und richtiges Atmen nicht nur Ihre körperliche Verfassung, sondern auch Ihr emotionales Wohlbefinden stärken können.

Und nun … rollen wir los!

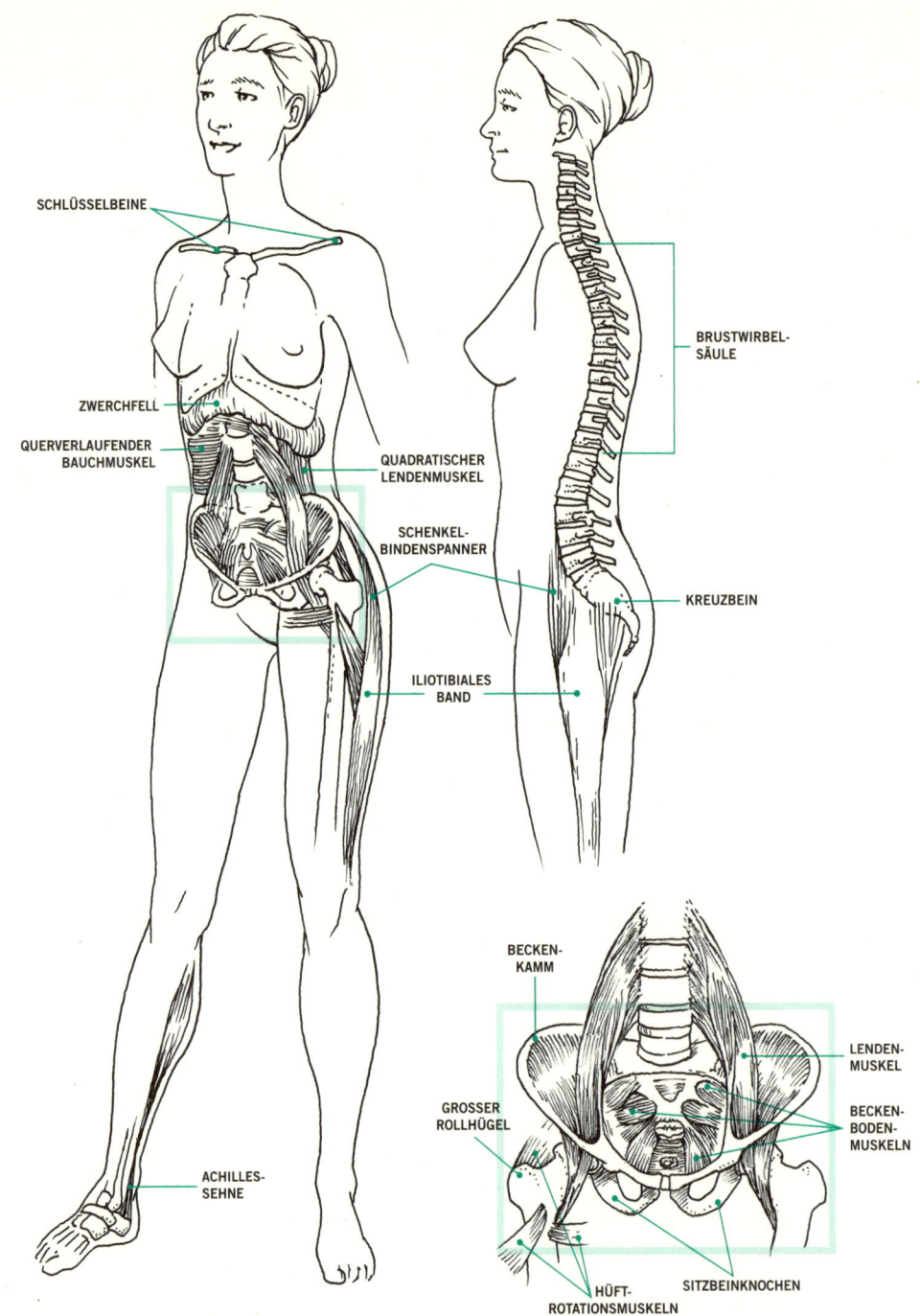

SCHLÜSSELBEINE

ZWERCHFELL

QUERVERLAUFENDER
BAUCHMUSKEL

QUADRATISCHER
LENDENMUSKEL

SCHENKEL-
BINDENSPANNER

BRUSTWIRBEL-
SÄULE

KREUZBEIN

ILIOTIBIALES
BAND

ACHILLES-
SEHNE

BECKEN-
KAMM

GROSSER
ROLLHÜGEL

HÜFT-
ROTATIONSMUSKELN

SITZBEINKNOCHEN

LENDEN-
MUSKEL

BECKEN-
BODEN-
MUSKELN

Ein ausgerichteter Körper

TAGE 1–10

ZEHNERSERIE MIT FOKUS AUF DEM KÖRPER

In den ersten zehn Tagen des Programms liegt die Betonung stärker auf dem körperlichen Aspekt unseres Wohlbefindens. Wir kümmern uns um die Ausrichtung des Körpers, die wichtige Verbindung zum Rumpf und eine ausgeglichenere Muskulatur. Mit diesem Programm erzielen Sie auf jeden Fall ästhetische Vorteile – aber es reicht noch weit darüber hinaus. Diese Übungen wirken in die Tiefe und verändern die biomechanischen Abläufe in Ihrem Körper derart, dass Schmerzen, Stress und Verspannungen nachlassen; gleichzeitig strecken die Übungen, machen schlanker und helfen Ihnen, aufgerichteter zu stehen. Diese integrative Methode lässt buchstäblich Jahre und

Bauchumfang dahinschmelzen, andererseits können Sie dadurch um einige Zentimeter größer werden. Und allein durch diese Größe werden Sie sofort vier Kilo schlanker aussehen. Das Programm trägt dazu bei, dass Sie Ihren Körper die *ganze* Zeit effektiver einsetzen – während des eigentlichen Trainings, aber auch, wenn Sie am Schreibtisch oder im Auto sitzen, wenn Sie unterwegs sind, wenn Sie Ihre Einkäufe auspacken und sogar im Schlaf.

In zehn Tagen wird Ihr Körper besser aussehen, sich besser anfühlen und auf dem besten Weg zu dem Ziel sein, immer wie eine gut geölte Maschine zu summen!

Das richtige Stehen

In vielen Übungsanweisungen fordere ich Sie auf, »hüftbreit« zu stehen. Vielleicht finden Sie, dass es auf den begleitenden Fotos so aussieht, als stünden meine Füße dafür zu eng zusammen. Doch hüftbreit heißt anatomisch gesehen, dass die Füße sich in gerader Linie unter den Sitzbeinknochen oder den Hüftgelenken befinden. Folgen Sie also meinem Beispiel – ich meine wirklich *nur* hüftbreit, und das mag etwas enger aussehen und sich anfühlen, als Sie dachten.

Profi-Tipp

Die neutrale Wirbelsäule

Legen Sie sich mit gebeugten Knien auf die Matte, die Füße sind hüftbreit aufgestellt. Sehen Sie das von Hüftknochen und Schambein gebildete Dreieck? Wenn Ihre Wirbelsäule neutral ist, sollte ein auf diesen Knochen balanciertes Brett absolut waagerecht liegen. Diese neutrale Position sollte Ihre Wirbelsäule nicht nur während des Sports haben, sondern auch wenn Sie gehen, sitzen oder stehen. Wenn Sie das Prinzip der neutralen Wirbelsäule verstanden haben, kennen Sie eins der großen Geheimnisse, um Ihre Rumpfmuskulatur wirkungsvoll einzusetzen!

Wir sprechen viel über die Streckung der Wirbelsäule, aber tatsächlich weist diese bei jedem ein paar gesunde Krümmungen auf. Je nach Körperbau sind diese Kurven bei einigen ausgeprägter als bei anderen. Der Mensch hat von Natur aus keine gerade Wirbelsäule. Damit der Körper besser mit den durch die Schwerkraft bedingten Anforderungen umgehen kann, ist die Wirbelsäule in den Bereichen von Hals-, Brust- und Lendenwirbelsäule leicht gekrümmt. So kann sie mehr Gewicht tragen, als wenn sie gerade wäre. Außerdem helfen diese Krümmungen gegen ein Stauchen und Zusammendrücken der Wirbelsäule.

Atem des Lebens

Brust, Schultern und Arme

Wir beginnen das Programm mit einer wichtigen Grundlage: dem Atem. Richtig zu atmen ist eine Voraussetzung für körperliche, geistige und emotionale Gesundheit.

Eine schlechte Haltung, bei der man gebeugt oder zusammengesackt steht oder sitzt, führt oft dazu, dass man nicht richtig atmet. Die Lungen vollständig zu dehnen und mit Luft zu füllen hat eine Streckung der Wirbelsäule zur Folge. Versuchen Sie es: Atmen Sie tief ein und achten Sie darauf, wie Sie automatisch aufrechter sitzen oder stehen. Erstaunlich, nicht wahr? Und wussten Sie, dass unser Körper so eingerichtet ist, dass 70 Prozent seiner Toxine den Körper mit dem Ausatmen verlassen? (Das ist besser als eine Detox-Saftreinigung!) Ich weiß, es klingt fast *zu* einfach, aber eine einfache Veränderung der Atemtechnik kann tatsächlich dazu beitragen, abzunehmen, Toxine auszuleiten, die Verdauung zu verbessern, die Schlafqualität zu steigern und den Körper größer aussehen zu lassen.

Wenn man richtig atmet, wirkt nicht nur Sport besser, man lebt auch intensiver. Bei den heutigen Übungen liegt die Betonung auf dem Brustkorb, den Schlüsselbeinen, der Brust, dem Nacken, den Schultern, dem Zwerchfell und den Lungen. Das alles steigert Ihr Bewusstsein der eigenen Atmung und der Körperhaltung und lässt Sie Verspannungen und Blockaden wahrnehmen. Die Brust weitet sich für eine tiefere Atmung, Stress wird abgebaut und das Nervensystem beruhigt. Wenn man effektiver atmet, wird auch die Sauerstoffaufnahme gesteigert, und der Körper setzt mehr CO_2 frei. Dadurch wird überschüssiges Fett verbrannt, und alle Körpersysteme arbeiten besser. Und je mehr Fett Sie verbrennen, desto schlanker werden Sie.

WARM-UP

Brustdehnung im Stehen

→ Aufrecht hüftbreit mit lockeren Knien stehen. Die Arme seitlich ausstrecken, Ellbogen sind leicht gebeugt, Handflächen zeigen nach vorn.

→ Einatmen, während der rechte Arm nach hinten bewegt wird und der Oberkörper sich nach rechts dreht, um Brust, Lunge und Arme zu dehnen.

→ Ausatmen, während Arm und Körper zurückgedreht werden, dann wieder einatmen und diesmal die Bewegung auf der linken Seite ausführen.

Zehnmal wiederholen.

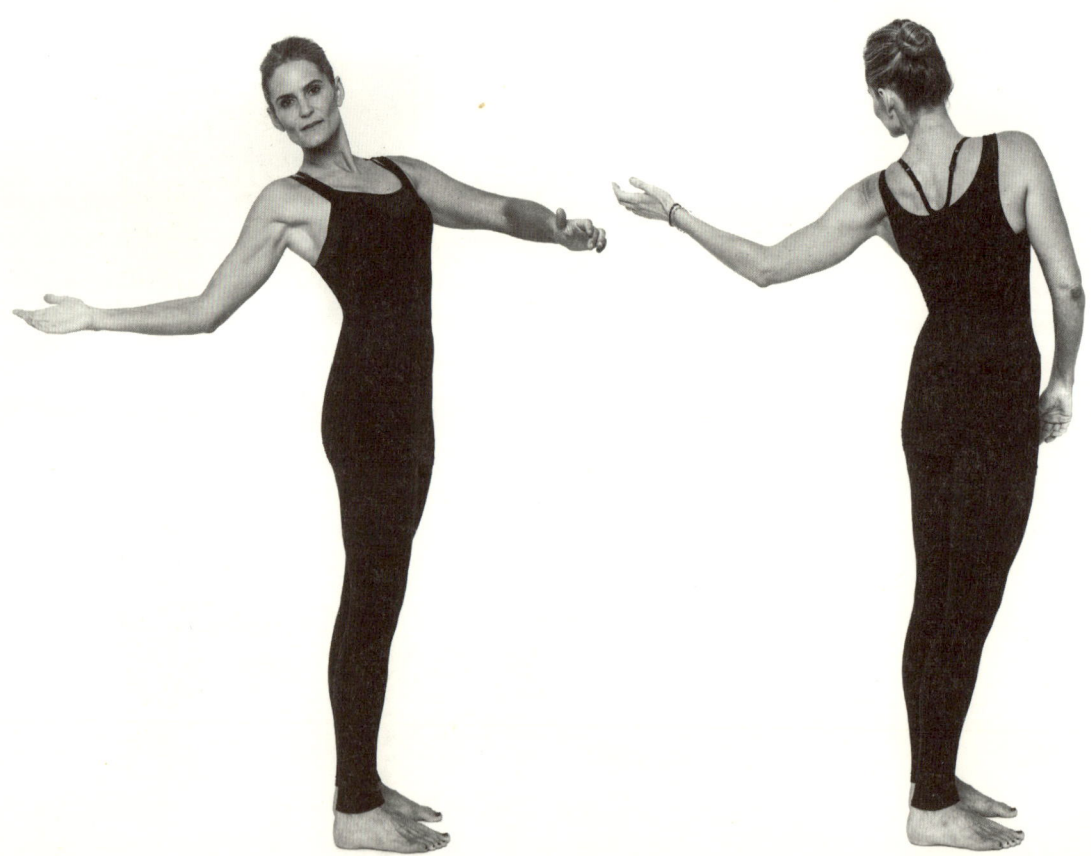

GLÄTTEN

Schnee-Engel

→ Auf der Rolle liegen, vom Kopf bis zum Steißbein gestützt. Die Arme liegen an den Seiten, die Handflächen nach oben, um die Brust zu öffnen und zu weiten.

→ Tief einatmen, die Arme langsam und kontrolliert über den Kopf führen. Dabei bleiben die Arme so dicht an der Matte wie möglich und parallel zum Boden.

→ Beim Ausatmen die Arme wieder zurück zu den Körperseiten führen.

Achtmal wiederholen.

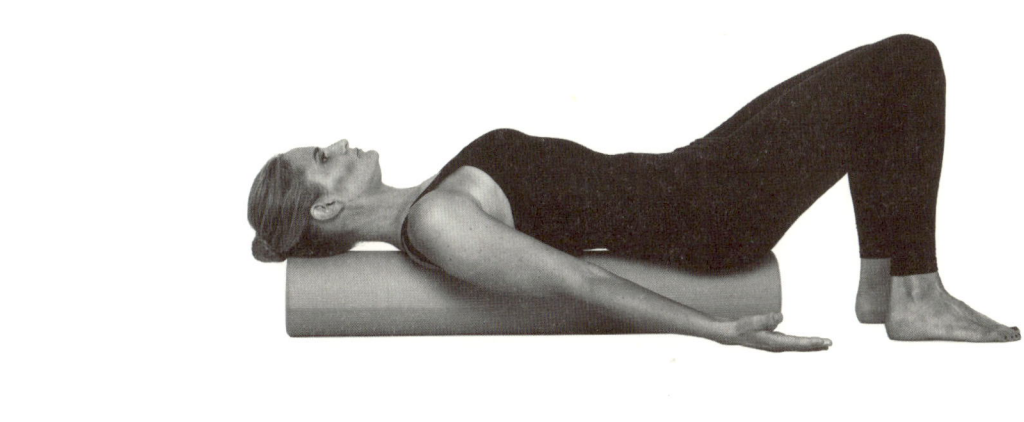

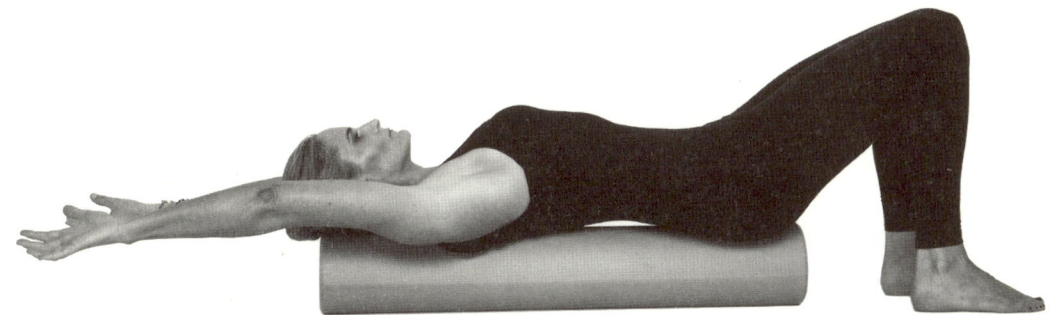

Zwerchfellentlastung

→ In Rückenlage die Rolle unter den unteren Rand des Schulterblatts platzieren. Die Finger locker hinter dem Kopf verschränken, um Kopf und Hals zu stützen. Die Füße stehen hüftbreit am Boden, die Knie sind gebeugt.
→ Mit dem Einatmen die Brustwirbelsäule (den mittleren bis oberen Rücken) über die Rolle nach hinten beugen.
→ Mit dem Ausatmen zurückbeugen wie bei der Bauchpresse und alle Luft aus dem Bauch drücken.

Acht- bis zehnmal wiederholen.

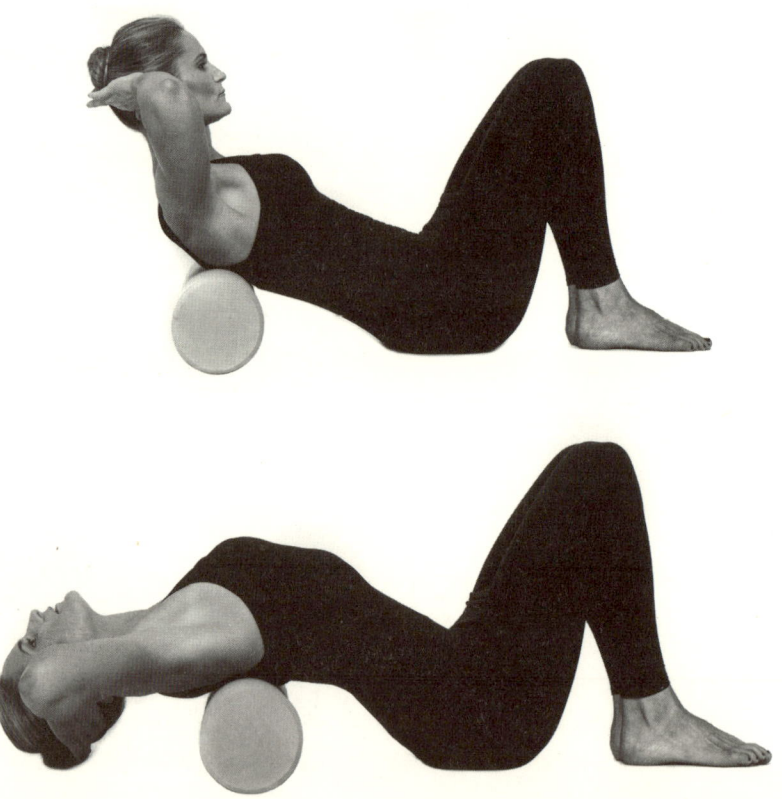

UMFORMEN

Rückwärtiges Durchdrücken

→ Die Rolle horizontal etwa 30 Zentimeter hinter sich legen. Aufgerichtet sitzen, die Beine lang ausgestreckt. Nach hinten greifen und die Handflächen auf die Rolle legen, die Daumen zeigen nach außen.

→ Beim Einatmen das Steißbein einziehen und etwas Druck auf die Rolle ausüben. Zurückrollen, dabei den Bauch einziehen und die Rolle über Handgelenk und Unterarm bis unter das Ellbogengelenk hochrollen. Am Ende ist die Wirbelsäule lang und Arme, Schultern und Brust sind geöffnet.

→ Ausatmen und dabei langsam zurückrollen, bis die Wirbelsäule gerade aufgerichtet ist.

Sechsmal wiederholen.

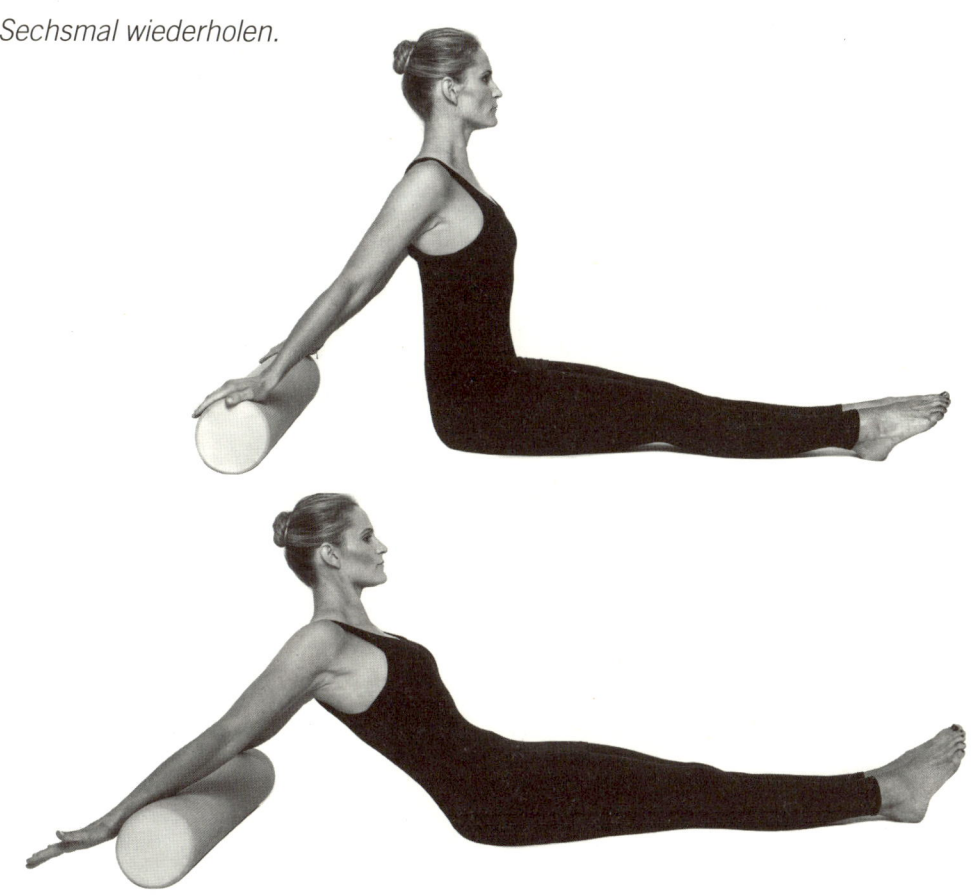

Rollender Schwan

→ In Bauchlage auf die Matte legen, die Arme sind mit nach oben weisenden Daumen lang nach vorn ausgestreckt, die Rolle ist unter dem Ellbogen platziert. Fersen vom Herzen wegdrücken, dabei spüren, wie sich die Energie in entgegengesetzte Richtungen ausbreitet und die Wirbelsäule sich dehnt.
→ Beim Einatmen die Rolle auf sich zurollen, dabei die Wirbelsäule strecken und Kopf und Oberkörper heben, während die Schultern nach hinten gerollt werden. Das Gesäß die ganze Zeit entspannt halten, damit sich der untere Rücken beim Hochkommen nicht verklemmt. Bauchmuskeln nach oben und innen ziehen, um den Rücken zu unterstützen und die Vorderseite des Körpers zu dehnen.
→ Beim Ausatmen langsam mit etwas Widerstand in die Ausgangsposition zurückkehren.

Achtmal wiederholen.

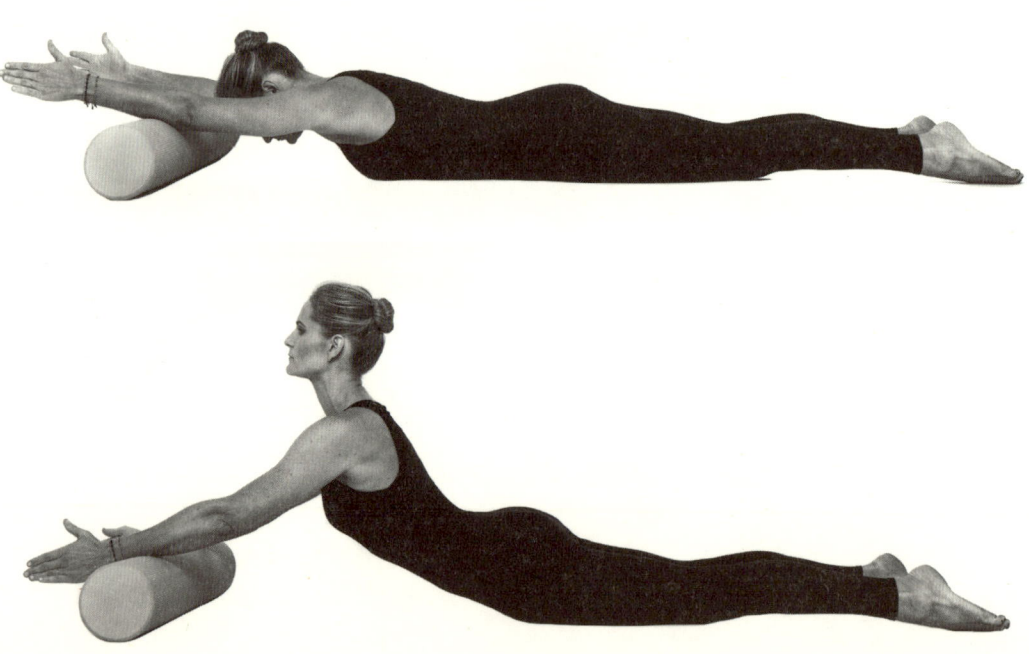

Auswirkungen auf den Körper

➞ Mindert Spannung in den Schultern.

➞ Beruhigt das Nervensystem.

➞ Erhöht die Sauerstoffaufnahme, was den Stoffwechsel fördert und die Hormone reguliert.

➞ Führt zu einer jüngeren, entspannteren Erscheinung.

➞ Hilft dabei, besser aufgerichtet zu stehen.

BEWEGUNGS-NEUSTART

Mit nur ein paar Minuten Training am Tag können Sie Ihre Lungenkapazität dramatisch erhöhen, Ihre Haltung verbessern und Stress reduzieren, indem Sie die von mir so genannte »Regenschirm-Atmung« praktizieren. Dazu stellen Sie sich Ihre Lunge als dreidimensionalen Regenschirm vor. Nun holen Sie tief Luft und dehnen gleichzeitig Ihre Lungen so weit wie möglich aus, nach vorn, hinten und zu den Seiten. Am Ende des Einatmens machen Sie eine Pause, dann atmen Sie ganz langsam komplett wieder aus (als wenn Sie erleichtert aufseufzen). Am Ende des Ausatmens machen Sie wieder eine Pause und wiederholen dann den Vorgang fünf- bis zehnmal.

Sich erden

Füße, Fußgelenke und Unterschenkel

Denken Sie an einen gesunden Baum und daran, wie seine starken, festen Wurzeln seinem Stamm erlauben, gerade aufgerichtet zu stehen, und seinen Zweigen, im Luftstrom zu tanzen. Heute finden wir unsere korrekte Ausrichtung im unteren Körper, der unsere Verbindung zur Erde schafft und das solide Fundament darstellt, das wir brauchen, um uns besser aufzurichten und mehr Flexibilität in den oberen Körper zu bringen. Dazu werden wir uns auf unsere Füße und Beine konzentrieren und unseren Körper durch die Füße im Gleichgewicht halten, indem wir diese mit den Knien und Fußgelenken korrekt ausrichten. Diese Übungssequenz hilft Ihnen, aufrechter zu stehen, während Sie sich gleichzeitig besser geerdet fühlen. Das lässt Sie nicht nur größer aussehen, sondern bewirkt auch, dass der Rumpf eine Haltung einnimmt, die den Körper schlanker macht. So gewinnen Sie gleich doppelt!

WARM-UP

Fersenheben

→ Hüftbreit stehen, die Arme sind über dem Kopf ausgestreckt.
→ Beim Einatmen den Bauch nach innen und oben ziehen und gleichzeitig die Fersen bei stabilen Fußgelenken vom Boden heben.
→ Beim Ausatmen die Fersen wieder senken.

Achtmal wiederholen.

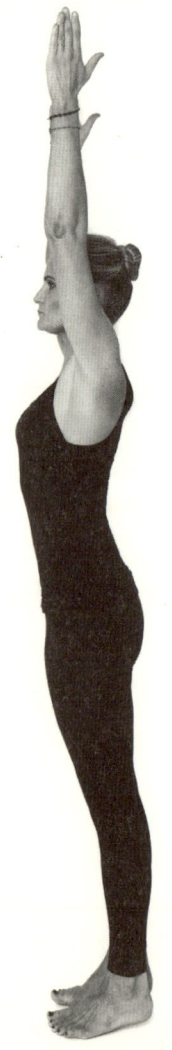 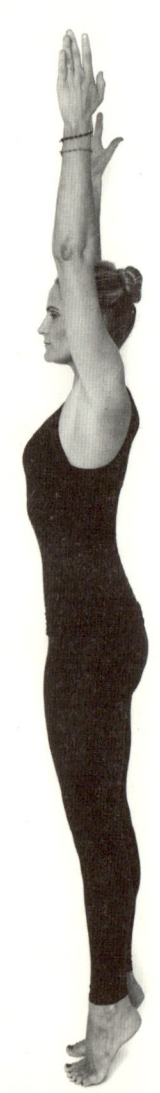

GLÄTTEN

Fußrolle

→ Das Gewicht auf den rechten Fuß verlagern und den linken Fuß mit dem Fußballen etwa 15 Zentimeter weiter vorn auf die Rolle aufsetzen.

→ Beim Einatmen den linken Fuß auf die Rolle drücken und diese vom Fußgewölbe zum vorderen Teil der Ferse bewegen. Dabei so viel Druck ausüben, bis der Punkt des so genannten »Wohlweh-Schmerzes« erreicht ist.

→ Beim Ausatmen wieder in die Ausgangsposition zurückrollen.

Achtmal wiederholen, dann die Seite wechseln. In der Ruheposition liegt die Rolle unter der Mitte des Fußgewölbes.

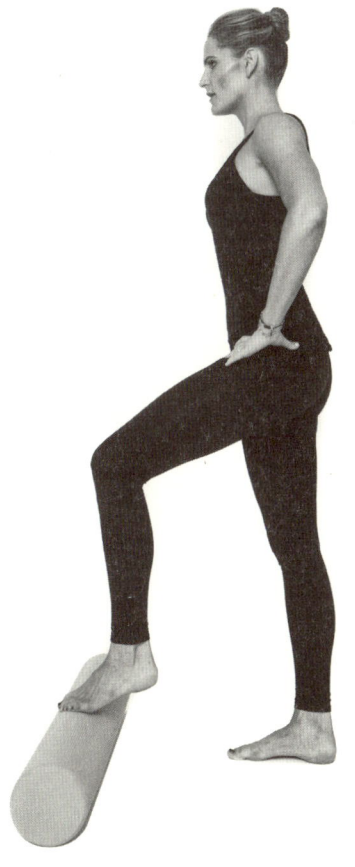 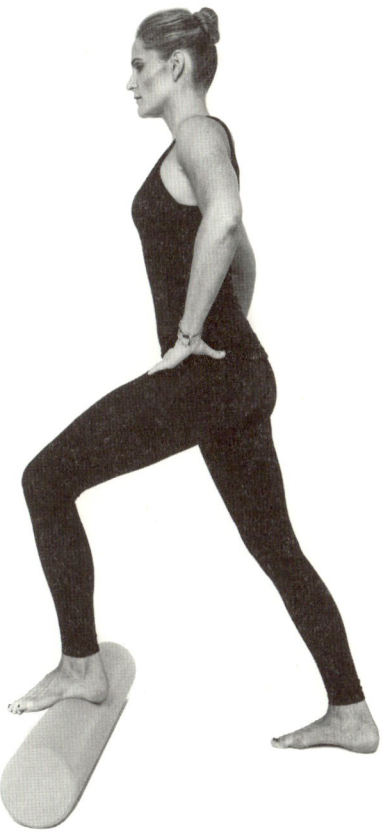

Schienbeinrolle bei kniendem Ausfallschritt

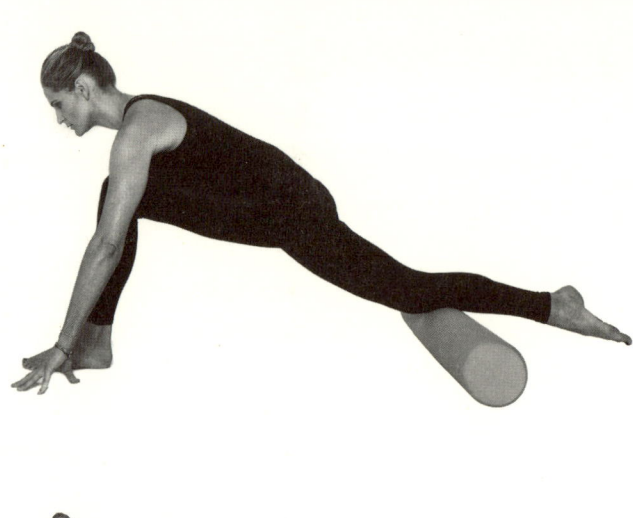

→ Auf der Matte in den knienden Ausfallschritt kommen, das rechte Bein vorn im 90-Grad-Winkel gebeugt. Die Rolle liegt unterhalb der Kniescheibe des linken Beins. Die Hände sind auf beiden Seiten des rechten Fußes etwas vor den Schultern aufgestellt.

→ Beim Einatmen den Körper zwischen den Armen nach vorn ziehen, das hintere Bein gerade strecken, während die Rolle sich das Schienbein abwärtsbewegt.

→ Ausatmen und in die Ausgangsposition zurückkehren.

Acht- bis zehnmal wiederholen, dann die Seite wechseln.

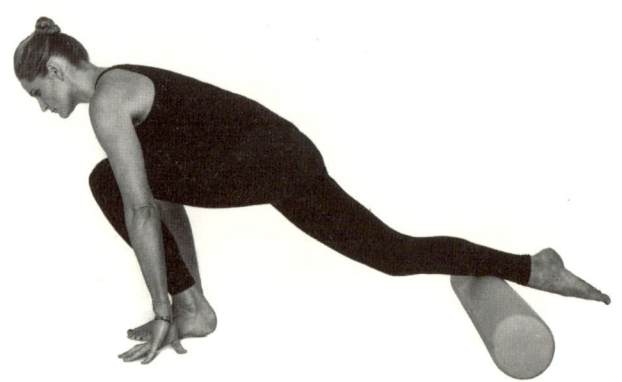

Tipp für Ihre Gesundheit

Erleichterung für High-Heel-Trägerinnen

Diese Bewegung streckt die Hüften und löst Blockaden in den Akupressurpunkten entlang des Schienbeins. Dies löst wiederum Spannungen in Unterschenkel und Fuß.

UMFORMEN

Fußarbeit im Stehen

→ Hüftbreit stehen, Füße zeigen nach außen. Die Rolle steht vor einem, beide Hände sind auf der Rolle platziert, um sich darauf etwas abzustützen.

→ Fersen heben, auf den Zehen stehen. Das Gewicht ist gleichmäßig auf die Zehen beider Füße verteilt, dabei nicht nach innen oder außen kippen.

→ Mit erhobenen Fersen und stabilen Fußgelenken bei neutraler Wirbelsäule einatmen, während die Knie weit nach außen gebeugt werden. Den Körper dabei etwas senken.

→ Beim Ausatmen die Beine wieder strecken (ohne die Knie durchzudrücken) und in die Ausgangsposition zurückkehren. Die Fersen bleiben gehoben.

Achtmal wiederholen.

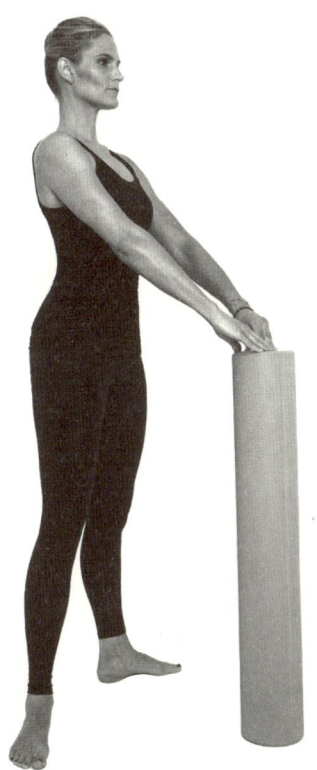 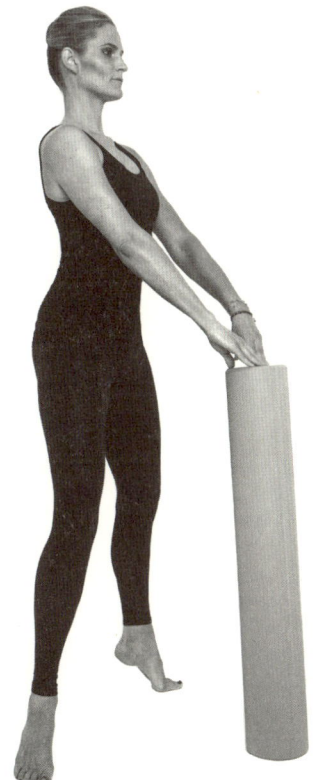 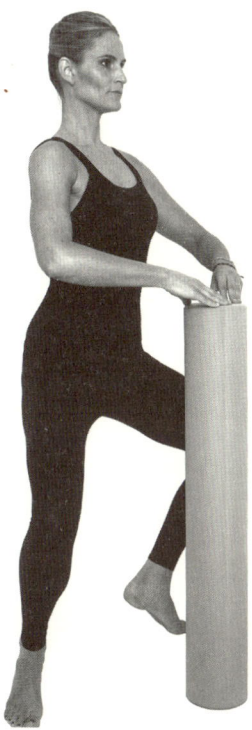

Fußarbeit mit Rumpfstabilitätsübung

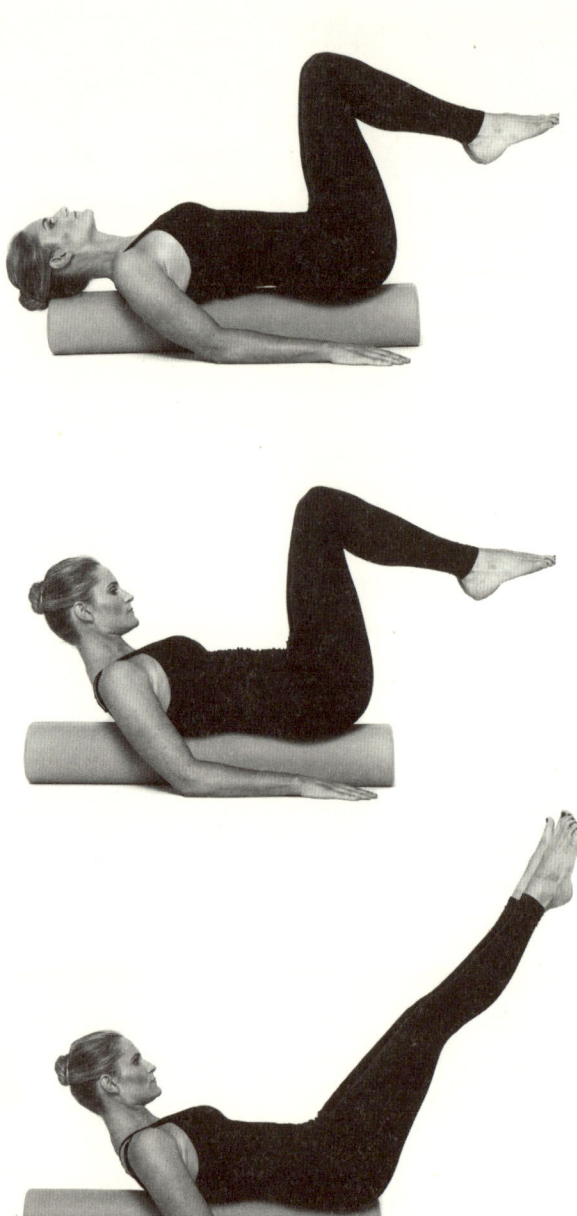

→ Vom Kopf bis zum Steißbein mit neutraler Wirbelsäule auf der Rolle liegen. Die Unterarme zum Stabilisieren auf beiden Seiten der Rolle ablegen. Die Beine heben, die Knie sind dabei im 90-Grad-Winkel gebeugt. Die Fersen berühren einander, die Zehen sind gestreckt.

→ Die Schulterblätter von der Rolle heben und mit langem Hals um die Brustlinie herum nach vorn beugen.

→ Gebeugt bleiben, dabei einatmen und langsam die Beine in einen 45-Grad-Winkel strecken. Die Wirbelsäule bleibt in neutraler Stellung.

→ Beim Ausatmen die Beine langsam wieder anziehen, um zur Ausgangsposition zurückzukehren.

Zehnmal wiederholen.

Auswirkungen auf den Körper

→ Stärkt die Verbindung zu den Füßen, was eine Verbindung zum Rumpf schafft.

→ Stärkt die Füße.

→ Erhöht Stabilität und Gleichgewicht.

→ Schafft ein Spannungssystem im Körper.

→ Nimmt Druck von den Knien und Hüften und dem unteren Rücken.

→ Führt zu schnelleren Reaktionen.

→ Verbessert die Sprungfähigkeit.

→ Reduziert Krampfadern.

BEWEGUNGS-NEUSTART

Eine gut geerdete und stabile Verbindung zum ganzen Fuß können wir herstellen, indem wir an dessen drei hauptsächliche Erdungspunkte denken. Stehen Sie aufrecht und fühlen Sie, wie Sie sich durch die Bereiche genau unterhalb des kleinen und großen Zehs und durch den Fersenbereich der Fußsohle erden. Manche Menschen haben die Tendenz, sich nach vorn zu lehnen, was zu dem Gefühl führen kann, nicht im gegenwärtigen Moment zu leben und im Kopf ständig schon bei dem zu sein, was erst noch kommen wird. Andere kippen den Fuß nach innen oder nach außen, was zu Ungleichgewicht in anderen Körperregionen führen kann.

Beginnen Sie nun, mit diesen drei Erdungspunkten im Kopf zu gehen. Achten Sie darauf, den *ganzen* Fuß zu benutzen; zuerst setzen Sie die Ferse auf, dann rollen Sie über das Fußgewölbe ab und beenden den Schritt an den Zehenwurzeln. So benutzen Sie Ihre Muskeln richtig und bleiben in aufrechter Haltung, gleichzeitig bleiben Sie mit den Gedanken in diesem Moment, anstatt sie zu Ihrer To-do-Liste, zu Ihrem Ziel oder sonst wohin wandern zu lassen. Sich Ihre Bewegung bewusst zu machen lässt Sie im Hier und Jetzt bleiben.

Lange und starke Beine

Beine

Bereiten Sie sich darauf vor, die hautengen Jeans aus der Tiefe Ihres Kleiderschranks zu holen, die dort schon Staub angesetzt haben. Heute arbeiten Sie daran, Toxine auszuspülen, die Beine schlanker zu machen und von oben bis unten zu strecken – für einen langen, schlanken Look in hautengen Jeans. Sie werden die Massigkeit der Oberschenkel und Unterschenkel reduzieren, die durch überentwickelte oder dicke Oberschenkelmuskeln verursacht wurde (den Quadrizeps, das sollte all den Cardio-Verrückten da draußen bekannt vorkommen!). Sie werden eine ausgeglichene und gleichmäßige Entwicklung der vorderen, hinteren und seitlichen Beinmuskeln anregen. *Und* Sie werden Cellulite und Reithosen abbauen, indem Sie die Beine gleichmäßig stärken. Schon gespannt? Das sollten Sie auch sein!

WARM-UP

Stuhlposition

→ Aufrecht hüftbreit stehen, die Arme sind gerade zur Decke gestreckt, die Handflächen zeigen nach innen.

→ Beim Einatmen die Knie beugen wie beim Hinsetzen. Das Gewicht gleichmäßig auf beide Beine verteilt lassen und die ganzen Füße aktivieren – Zehen spreizen und kleine Zehen, große Zehen und Fersen in den Boden drücken. Diese Position 20 Sekunden halten, dabei tief ein- und ausatmen.

Fünfmal wiederholen.

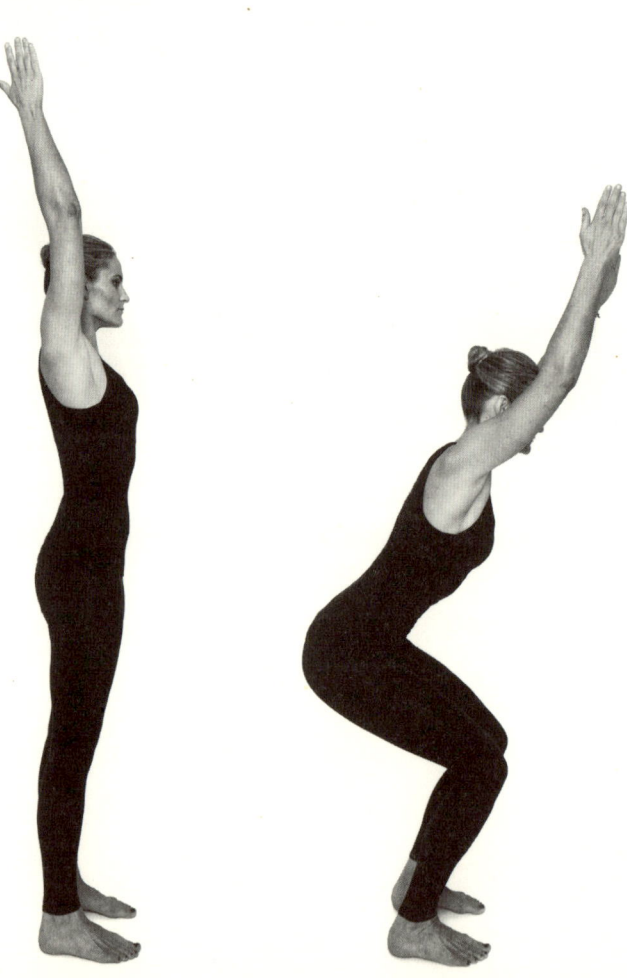

GLÄTTEN

Wadenrolle

→ Auf der Matte sitzen, die Beine eng zusammen, die Rolle unter beiden Waden, dicht unterm Kniegelenk. Die Handflächen etwa 10 Zentimeter neben den Hüften auf den Boden auflegen, die Finger zeigen nach außen. Mit aufgestützten Händen das Gesäß von der Matte heben, dabei die Waden auf der Rolle ausbalancieren. Die Schultern nach unten und hinten ziehen, keinen Buckel machen.

→ Auf die Hände gestützt bleiben, Rumpfmuskeln einsetzen und ausatmen, dabei langsam das Körpergewicht nach vorn bringen, sodass die Rolle die Wade abwärts und bis kurz vor das Fußgelenk rollt.

→ Beim Einatmen die Rolle langsam wieder zurückrollen und kurz unterhalb der Kniekehle die Übung beenden.

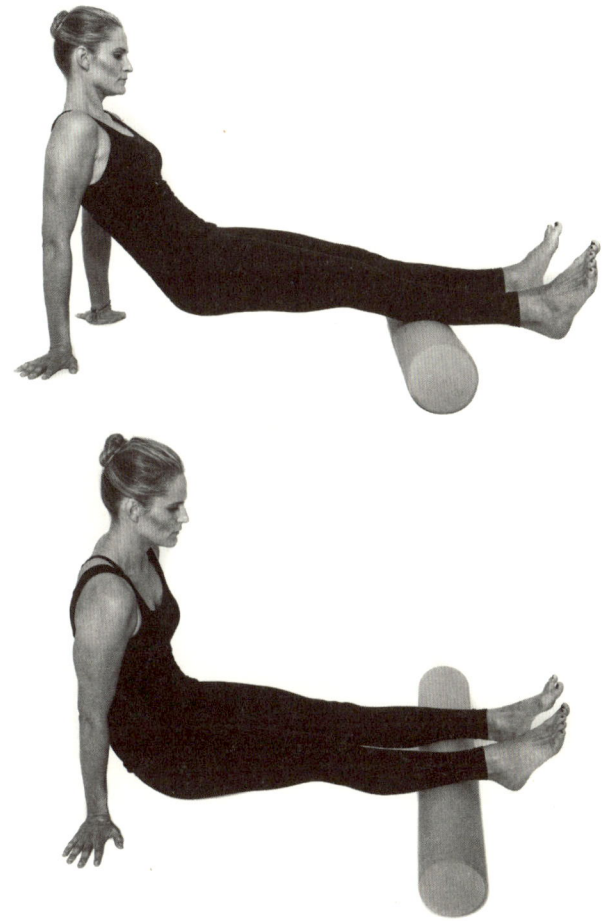

Drei Durchgänge mit je acht Wadenrollen durchführen.

Hinterer-Oberschenkel-Rolle

→ Auf der Matte sitzen, die Rolle liegt unter dem Oberschenkelmuskel oberhalb der Kniekehle. Die Hände sind hinter dem Körper auf der Matte aufgestützt, die Fingerspitzen zeigen etwas nach außen. Das Gesäß mit Einsatz der Rumpfmuskeln vom Boden heben.

→ Beim Einatmen die Rolle die hinteren Oberschenkel aufwärtsrollen, die Schultern bleiben dabei hinten.

→ Ausatmen und zurück nach unten in die Ausgangsposition rollen.

Acht- bis zehnmal wiederholen.

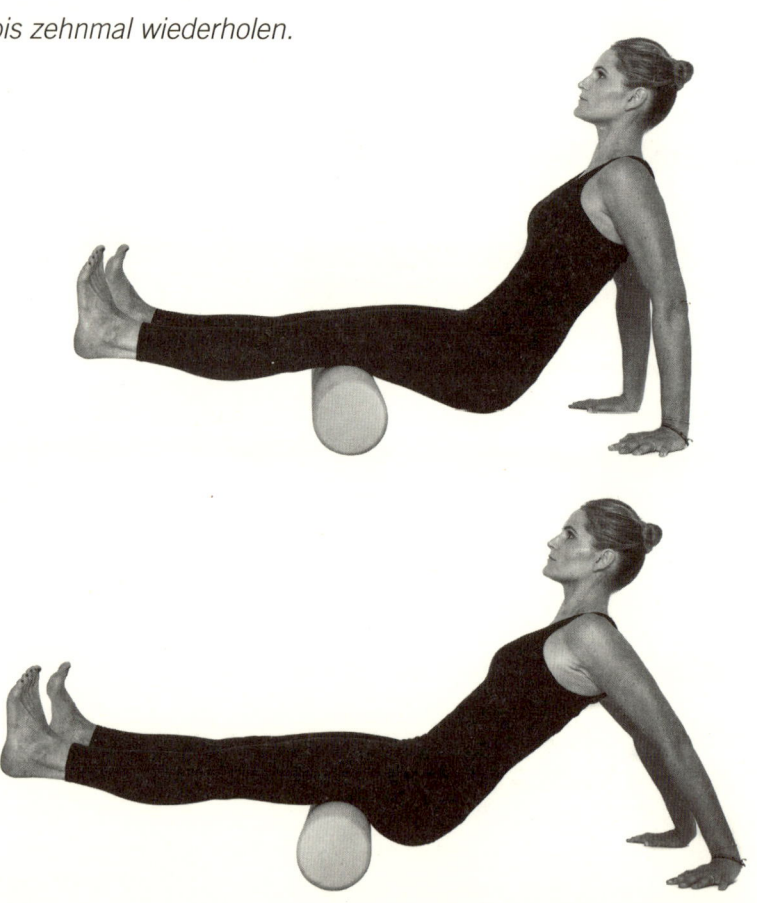

Vorderer-Oberschenkel-Rolle

→ Die Rolle liegt oberhalb der Knie. Die Unterarme auf der Matte aufsetzen, die Ellbogen etwa fünf Zentimeter hinter den Schultern. Fäuste machen und sich mit Einsatz der Rumpfmuskeln hochdrücken. Den unteren Rücken dabei möglichst wenig belasten.

→ Ausatmen und dabei mit Armen und Rumpf den Körper abstützen, während die Rolle die Oberschenkelvorderseite nach oben rollt.

→ Einatmen und die Rolle nach unten bis oberhalb des Knies drücken.

Acht- bis zehnmal wiederholen.

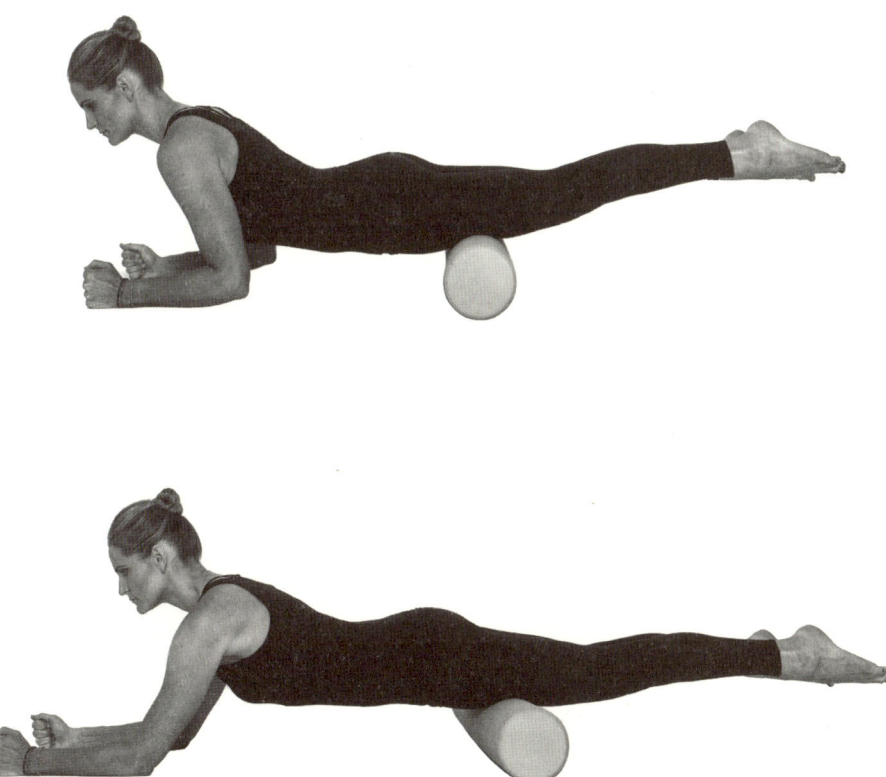

UMFORMEN

Oberschenkeldehnung

→ Auf der Matte knien, die Knie hüftbreit voneinander entfernt, die Zehen berühren sich. Die Rolle mit gestreckten Armen zwischen den Händen über dem Kopf halten. Schultern tief, Brust geöffnet. Die Wirbelsäule in neutrale Position bringen (siehe Kasten auf Seite 36) und während der Übung Wirbelsäule und Becken stabil halten.

→ Beim Einatmen langsam von den Kniegelenken aus zurückbeugen. Die inneren Oberschenkel aktivieren und Bauchnabel nach innen und oben ziehen, um Gewicht von den Knien zu nehmen. Die Position drei Sekunden halten.

→ Beim Ausatmen die Schienbeine nach unten drücken und langsam zurück in die Ausgangsposition kommen.

Acht- bis zehnmal wiederholen.

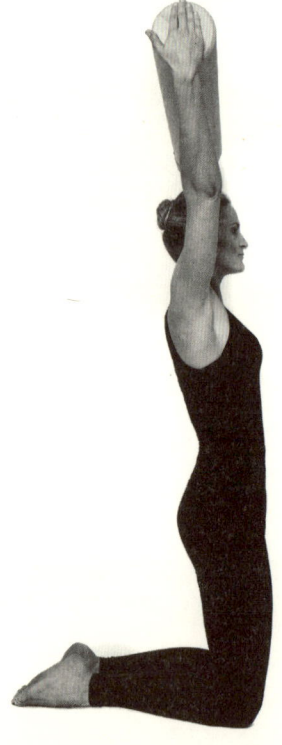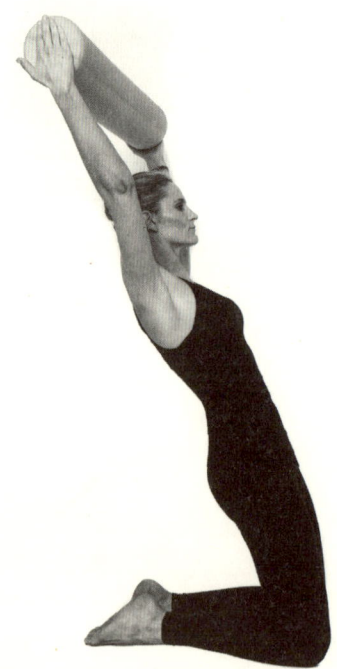

Bauchmassage

→ Aufrecht mit gebeugten Knien auf der Matte sitzen, die Fersen berühren sich, die Zehen zeigen nach außen. Zehen auf der Rolle aufsetzen und Rumpf, Oberschenkel und Arme aktivieren. Die Arme im 45-Grad-Winkel ausstrecken, dabei bleiben die Schulterblätter nach unten zu den Hüften gezogen. (Keinen krummen Nacken machen, er sollte sich lang anfühlen.)

→ Beim Einatmen Armmuskeln einsetzen und die Beine strecken, dabei die Rolle von sich wegrollen. Gleichzeitig die Wirbelsäule in eine C-Form beugen und den Bauch nach innen und oben ziehen.

→ Beim Ausatmen den Rumpf einsetzen und die Rolle zurückziehen, bis die Knie wieder gebeugt und die Wirbelsäule aufgerichtet ist.

Acht- bis zehnmal wiederholen.

Auswirkungen auf den Körper

→ Richtet Beine und Hüftknochen aus.

→ Streckt die Oberschenkelmuskeln.

→ Reduziert Massigkeit in Oberschenkeln und Waden.

→ Stimuliert die Blutzirkulation.

→ Verringert Cellulite.

→ Verringert »Reiterhosen«.

BEWEGUNGS-NEUSTART

Denken Sie an den Beginn dieses Kapitels, als Sie Ihre Füße so ausgerichtet haben, dass die Zehen nach vorn zeigten und nicht nach innen oder außen. Dadurch bekommen Ihre Beinmuskeln eine längere, schlankere Form, werden ausgeglichen und tonisiert. Wenn Sie sich im Laufe des Tages bewegen, denken Sie daran, ab und zu nach unten zu schauen und Ihre Füße ganz bewusst so parallel wie möglich mit nach vorn weisenden Zehen zu setzen, um Ihre Beinmuskulatur beim Stehen und Gehen auszubalancieren. Wenn Sie daran oft genug denken, wird das schon bald zu einer Gewohnheit werden – und Sie werden es Ihren Muskeln ansehen! Achten Sie auch beim Autofahren darauf, wie Ihr rechter Fuß auf dem Gaspedal liegt.

Bikini-Session für eine schlanke Taille

Taille, unterer Rücken und Seiten

In dieser Übungssequenz geht es um das Entwickeln von Länge, Ausgeglichenheit und einem Sinn für die drei Dimensionen in den Körperseiten. Dafür konzentrieren wir uns auf die Faszien und den Muskeltonus von den Knien bis zu den Ohren. Unserem alten Freund Schwerkraft haben wir es zu verdanken, dass bei vielen von uns das nur allzu typische Muster vorherrscht, bei dem die Rippen in Richtung Hüften niedersinken. Das Ergebnis ist eine ungesunde und unbequeme Haltung, bei der die Organe zusammengequetscht werden und die Taille in die Breite geht. Der davon betroffene Körperbereich hängt mit Atmung, Verdauung, Ausscheidung und Fortpflanzung zusammen. Es dürfte also für jeden einsichtig sein, dass es für wirkliche Gesundheit und Vitalität von größter Bedeutung ist, die Körperseiten und den Taillenbereich von jedem Druck zu befreien. Und es gibt einige positive Nebenwirkungen. Diese Übungssequenz verhilft Ihnen zu einer schlanken Taille und richtet Ihre Körperseiten aus, indem Spannungen in den Schultern, Armen und dem seitlichen Körper gelöst werden. Größer, schlanker und vitaler – so wird das was!

WARM-UP

Seitbeuge im Stehen

→ Aufrecht hüftbreit mit weichen Knien stehen, die ausgestreckten Arme halten die Rolle über dem Kopf.

→ Einatmen und in der Taille nach rechts beugen, um die linke Körperseite zu öffnen.

→ Ausatmen und in der Taille nach links beugen, um die rechte Körperseite zu öffnen.

Fünfmal wiederholen.

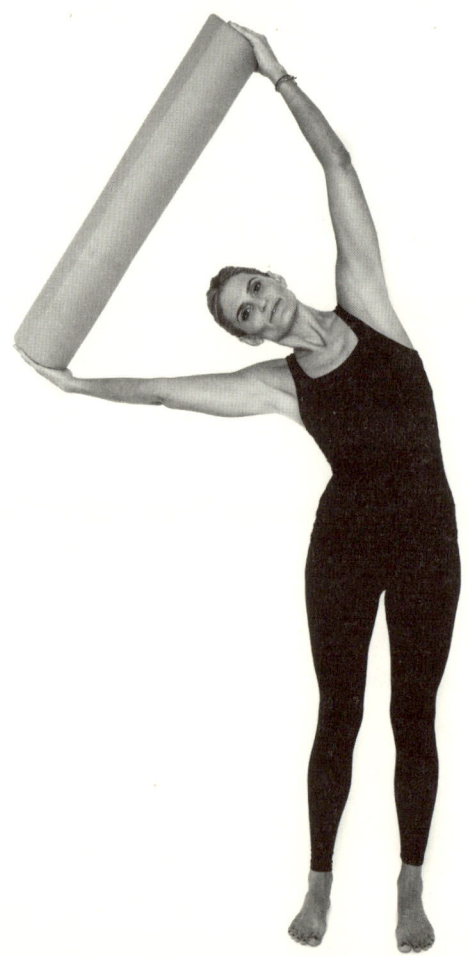

GLÄTTEN

Die Vier

→ Auf der Rolle sitzen und den rechten Arm hinter sich auf die Matte aufstützen, der Daumen zeigt zur Seite. Das rechte Fußgelenk auf das linke Knie auflegen, sodass die Beine die Ziffer Vier formen. Mit der linken Hand gegen den inneren rechten Oberschenkel drücken.

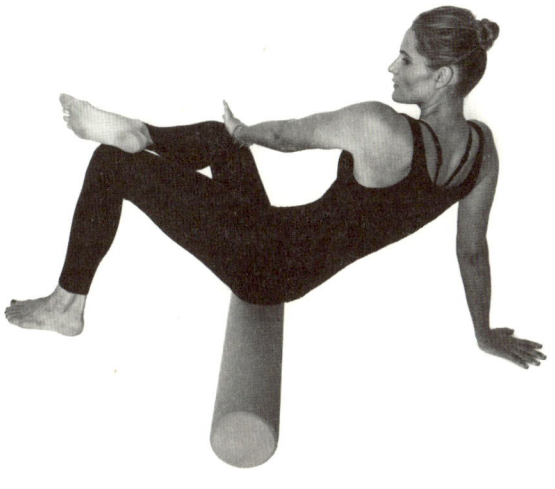

→ Das Gewicht etwas hinüber auf den linken Hüfte-Gesäß-Bereich verlagern und ein paar Zentimeter vor- und zurückrollen.

→ Nun in kleinen Kreisen rollen, um die Blutzirkulation anzuregen und Verstopfungen zu vermindern.

Auf der anderen Seite wiederholen.

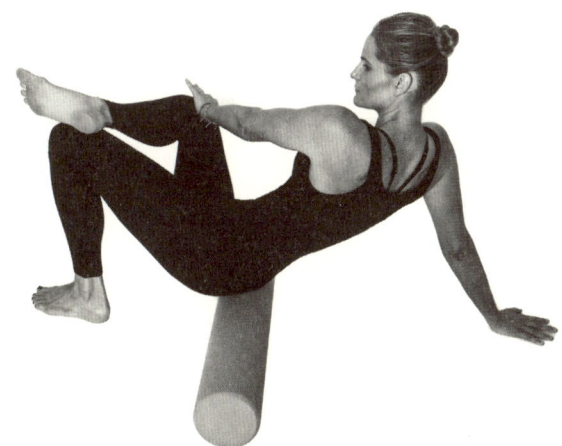

Zwölfte-Rippe-Rolle

→ Die linke Hüfte liegt auf der Matte, die Rolle unter der Taille (unterhalb der linken untersten Rippe und oberhalb der Hüfte). Den linken Unterarm parallel zur Rolle aufstützen, der Ellbogen ist unter der Schulter. Die rechte Hand ruht auf der Rolle. Die linke Hüfte bleibt auf der Matte, das rechte Knie wird gebeugt und der rechte Fuß vor dem linken Knie aufgestellt.
→ Mit der Ausatmung sanft nach vorn kommen, indem der Oberkörper sich zur Rolle lehnt und dreht.
→ Beim Einatmen die Rippen zurückbewegen.

Sechsmal pro Seite wiederholen,
dabei die Seiten abwechseln.

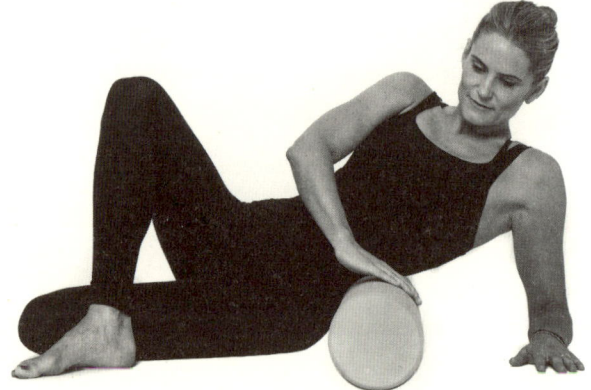

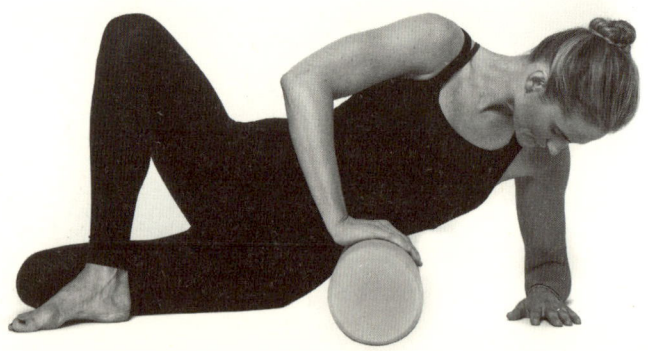

UMFORMEN

Sanduhr

→ Die Rolle unter dem linken Bein oberhalb des Fußgelenks platzieren, das rechte Bein über Kreuz über das linke legen. Der linke Ellbogen ist unter der linken Schulter, der Unterarm liegt flach auf der Matte, die Finger sind gespreizt. Den rechten Arm nach oben und etwas nach hinten ausstrecken. Das linke Bein und den linken Unterarm nach unten drücken und mit der entstehenden Zugkraft die Körpermitte (die »Sanduhr«) vom Boden abheben. Die Rolle bleibt dabei stabil.

→ Ausatmen, dabei die Hüfte und den rechten Arm langsam senken und etwa 10 Zentimeter über dem Boden anhalten.

→ Beim Einatmen die Hüfte wieder heben, bis die Ausgangsposition erreicht ist.

Acht- bis zehnmal wiederholen,
dann die Seite wechseln.

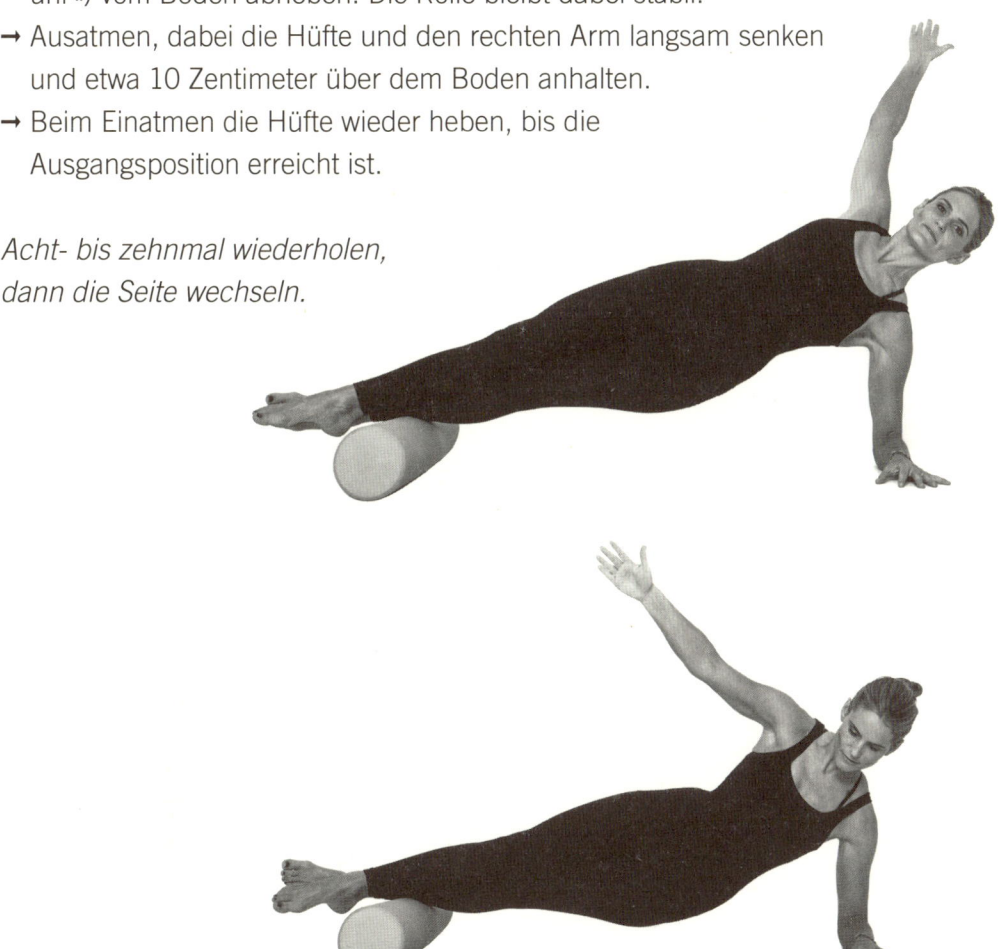

Sidekicks

→ In rechter Seitenlage Beine etwa 45 Grad anwinkeln, die Fersen berühren sich, die Fußspitzen sind gestreckt. Die Rolle unter die Taille legen. Die linke Hand leicht am Hinterkopf anlegen. Auf dem rechten Unterarm aufstützen, Ellbogen etwas hinter der Schulter aufgestellt, lockere Faust, Daumen zeigt nach oben.

→ Einatmen und mit Einsatz des Bauches die Beine heben, der Oberkörper behält seine Haltung bei.

→ Ausatmen und die Beine wieder absenken, kurz vor der Matte stoppen.

Zehnmal wiederholen, dann die Seite wechseln.

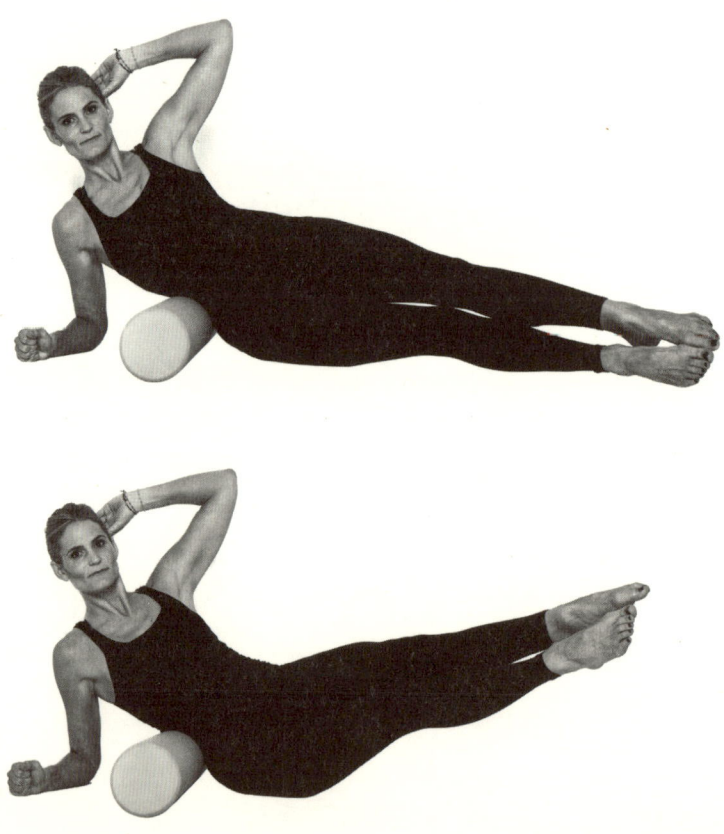

Auswirkungen auf den Körper

→ Formt die Körperseiten um.

→ Verringert Spannung im unteren Rücken.

→ Bringt die »Sanduhr-Taille« zum Vorschein.

→ Streckt die Taille und macht sie schlanker.

→ Richtet die Körperseiten aus, indem Spannungen im Rumpf und den Körperseiten abgebaut werden.

→ Fördert die Verdauung.

BEWEGUNGS-NEUSTART

Wir machen im Durchschnitt etwa 5000 bis 10000 Schritte am Tag – gibt es da ein besseres Training als Gehen, um Ihre Taille schlanker zu machen, Ihren Rumpf zu tonisieren und Ihre Organe zu massieren? Gewöhnen Sie sich einen geschmeidigen und leichten Gang an, indem Sie Ihre Rippen entgegengesetzt zu Ihren Hüften rotieren lassen (man bezeichnet das als transversale Bewegung – ich nenne es das »Herauslocken Ihres inneren Supermodels«). Ein solcher Gang verstärkt die Streckung Ihres seitlichen Körpers und verschafft Ihren Rippen die Freiheit, sich anmutig weg von Ihren Hüften zu bewegen. Gleichzeitig wird der Rumpf trainiert, Sie gehen aufgerichteter und erscheinen durch eine einfache Bewegungsveränderung jünger.

Ein starker, herzförmiger Po

Gesäß

Die Gesäßmuskeln spielen eine so große Rolle dabei, uns gesund, stark und leistungsfähig zu erhalten, dass sie für mich ein Teil der zentralen Körpermitte sind. Wie die meisten von Ihnen wahrscheinlich aus eigener Erfahrung wissen, lagert sich bei uns Ladys in diesem Bereich oft Fett an. Während ein Fettvorrat an dieser Stelle normal und gesund ist, kann zu viel davon auf dem größten Muskel des Körpers (dem großen Gesäßmuskel oder Musculus gluteus maximus) zu schlaffen Pobacken führen. Sie beginnen herabzuhängen, flach zu werden und Altersrunzeln zu bekommen – und wer möchte das schon? Also kämpfen wir gegen die Schwerkraft und für einen knackigen, herzförmigen Po.

Wenn es Ihnen geht wie mir, haben Sie es satt, endlos Kniebeugen und Ausfallschritte zu machen, um vielleicht dadurch einen gut geformten und weniger dicken Po zu bekommen. Nun, diese Übungssequenz verhilft Ihnen zu dem ausbalancierten Po, den Sie sich immer gewünscht haben. Und gleichzeitig stabilisiert Sie Ihren Körper und verringert den Druck auf Ihre Gelenke.

WARM-UP

Brücke

→ Mit angewinkelten Knien auf dem Rücken liegen, die Füße parallel dicht nebeneinander, die Rolle unter dem Fußgewölbe. Die Arme sind seitlich neben dem Körper ausgestreckt.

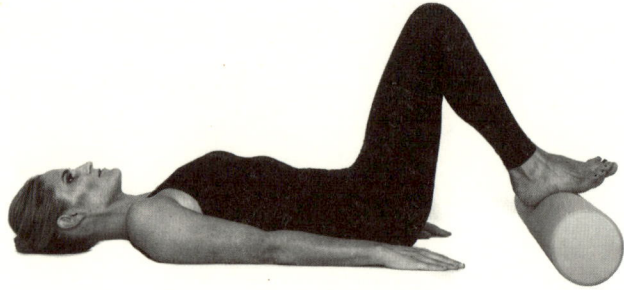

→ Beim Einatmen langsam vom Steißbein aus Wirbel für Wirbel nach oben rollen. Die Rolle dabei stabil halten, der Bauch ist angespannt.

→ Ausatmen und dabei die Wirbelsäule weiter bis zur neutralen Position heben.

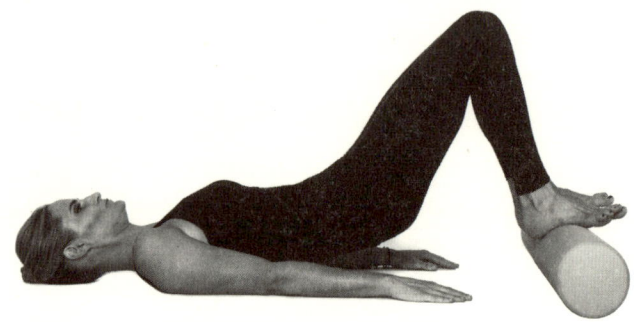

→ Langsam wieder in die Ausgangsposition zurückkehren, dabei einmal ein- und ausatmen.

Achtmal wiederholen.

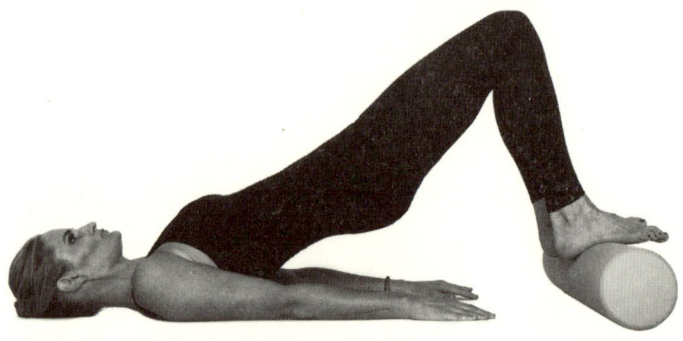

GLÄTTEN

Gesäßrolle in Rückenlage

→ In Rückenlage die Rolle unter die Hüften/das Kreuzbein legen (am unteren Ende der Wirbelsäule). Die Knie anheben, sodass sie über den Hüften in der Luft schweben. An beiden Seiten der Rolle festhalten.

→ Einatmen und die Knie in einen 45-Grad-Winkel nach links beugen.

→ Ausatmen und unter Einsatz des Rumpfes die Knie zurück in die Mitte bringen.

Achtmal pro Seite wiederholen, dabei die Seiten abwechseln.

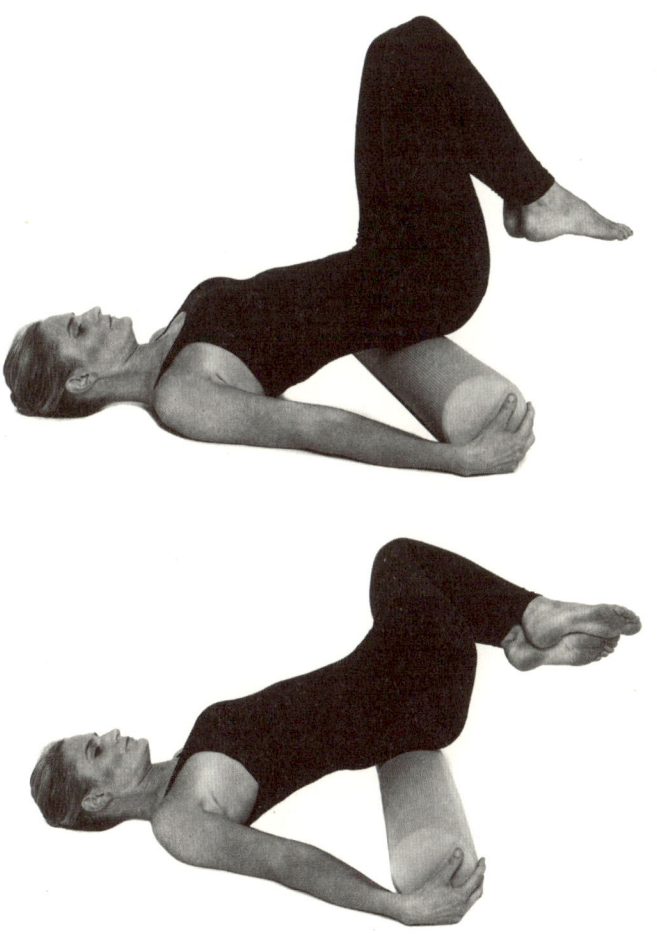

Schräge Hüftrolle

→ In der Brückenposition auf dem Rücken liegen, die Rolle unter Hüften/Kreuzbein platzieren. Um sich zu stabilisieren, beide Seiten der Rolle festhalten. Die Knie beugen und anheben, dann in der Luft das rechte Fußgelenk auf dem linken Knie ablegen.
→ Beim Einatmen nach rechts rollen, während Rippen und Schultern stabil bleiben.
→ Ausatmen, dabei nach unten und in einem kleinen Bogen wieder zurück in die Ausgangsposition rollen.

Fünfmal pro Seite wiederholen, dabei die Seiten abwechseln.

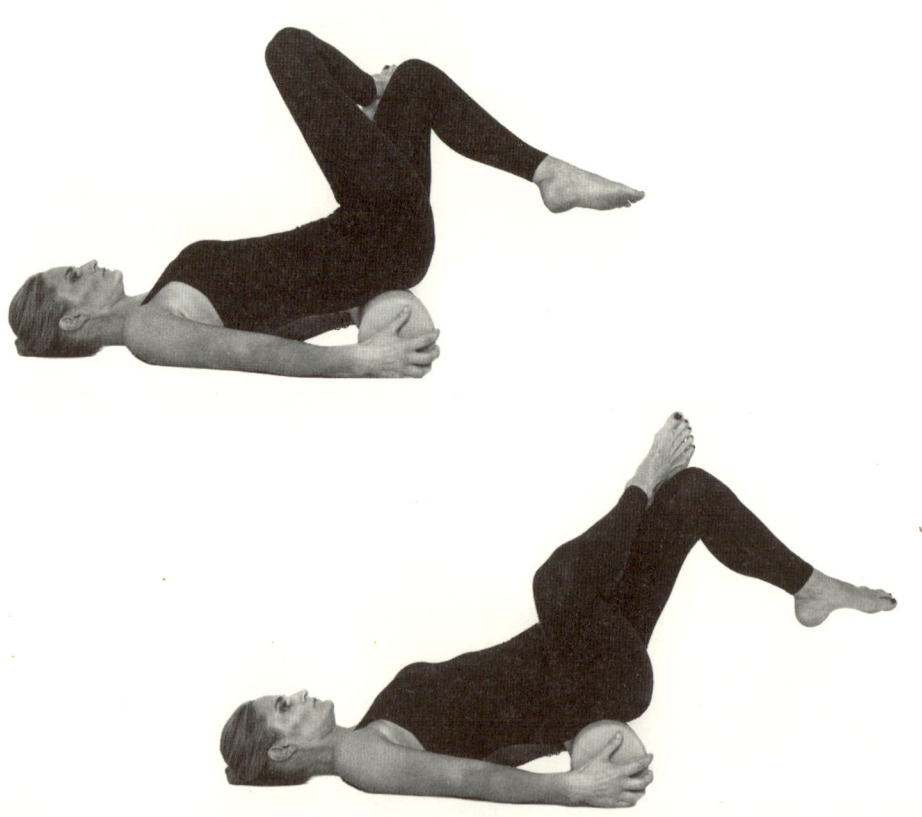

UMFORMEN

Heuschrecke

→ Die Rolle knapp oberhalb der Knie platzieren, die Hände unter den Schultern, die Finger zeigen nach vorn. Beim Einatmen den Oberkörper hochdrücken, bis der Blick nach vorn gerichtet ist.

→ Beim Ausatmen die Ellbogen beugen, um den Oberkörper zu senken, über der Matte in der Luft schweben.

→ Beim Einatmen in die Ausgangsposition zurückkehren.

Acht- bis zehnmal wiederholen.

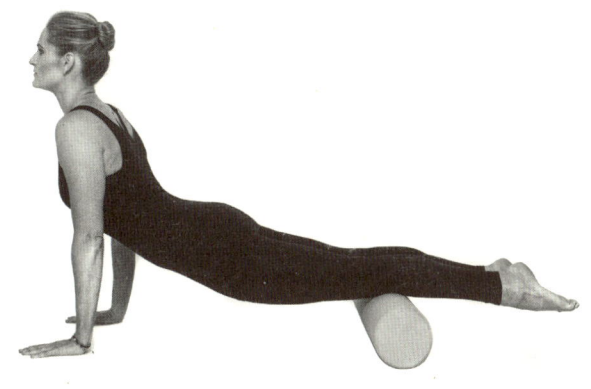

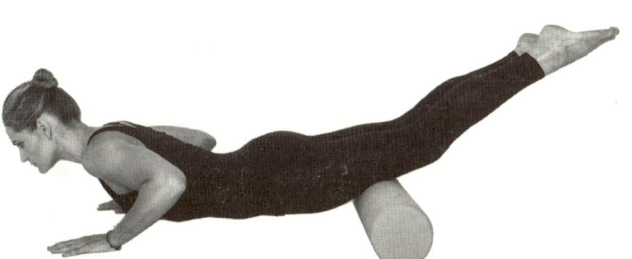

Profi-Tipp

Beim Einatmen und Hochdrücken die hintere Oberschenkel- und die Gesäßmuskulatur einsetzen, um den unteren Rücken zu entlasten. Stellen Sie sich den Körper als eine Wippe vor: Das Gewicht ist beim Hochdrücken und Senken gleichmäßig verteilt.

Frosch auf der Rolle

→ Die Füße liegen auf der Rolle, die Sohlen aneinandergepresst. Die Knie sind nach außen gebogen.
→ Beim Einatmen unter Einsatz der Rumpfmuskeln den Unterkörper anheben, die Rolle bleibt stabil.
→ Ausatmen und Unterkörper bis kurz vor der Matte absenken.

Fünf- bis achtmal wiederholen.

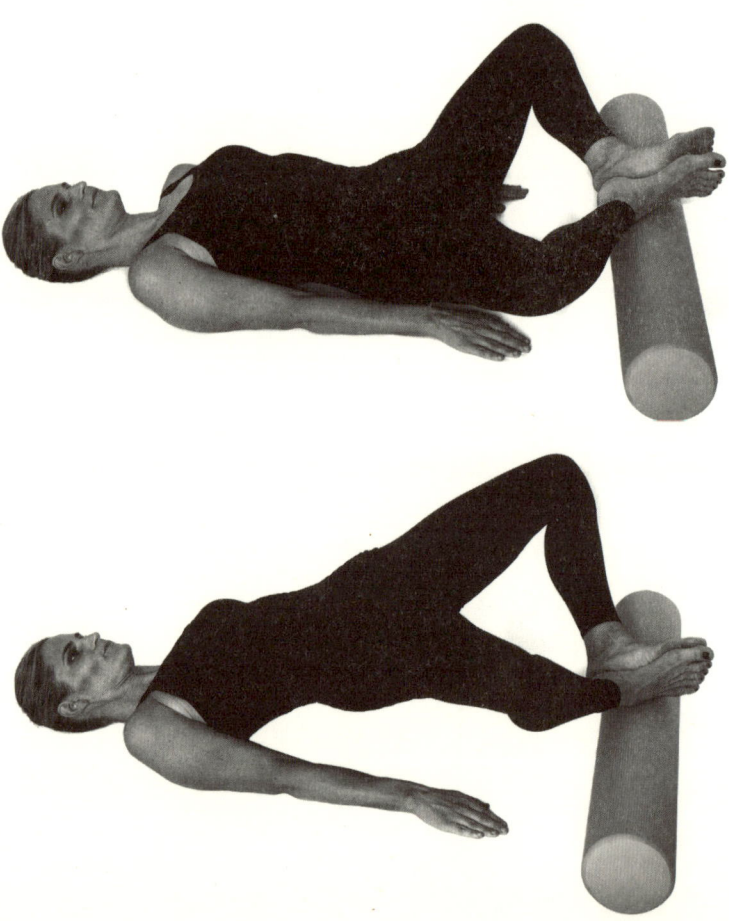

Auswirkungen auf den Körper

→ Mindert Druck auf die Knie und den unteren Rücken.

→ Fördert die Stabilität des gesamten Körpers.

→ Hebt und tonisiert das Gesäß.

→ Verhilft zu einem wohlgeformten Po.

→ Reduziert Cellulite.

BEWEGUNGS-NEUSTART

In unserer Gesellschaft neigen heute viele dazu, dauernd die Pobacken zusammenzu-kneifen – im wahrsten Sinne des Wortes. Denn wenn wir gestresst oder angespannt sind, spannen wir häufig die Pobacken an – und die meisten von uns sind viel zu oft gestresst oder angespannt. Das ständige Zusammenkneifen der Pobacken ist tatsäch-lich einer der Gründe, warum unser Gesäß mit dem Alter beginnt, nach unten zu sa-cken. Es bleibt sozusagen in der eingezogenen Position hängen. Hinzu kommt, dass wir heute viel Zeit im Sitzen verbringen, wofür unser Körper eigentlich nicht vorgesehen ist. Überprüfen Sie Ihr Gesäß gleich einmal: Merken Sie, dass Sie es zusammenzie-hen? Wenn man das tut, wird das Gewebe um die ganze angespannte Gegend herum dicker und fester, es wird zusammengedrückt, sackt nach unten und kann sogar weh-tun. Darüber hinaus kann eine Überbeanspruchung dieser Muskeln heilende Bewe-gungen in der gesamten Wirbelsäule abblocken. Gewöhnen Sie sich an, im Laufe des Tages immer wieder die Spannung in Ihrem Gesäß zu überprüfen (vor allem in Zeiten von Anspannung oder Stress) und die Gesäßmuskeln ganz bewusst zu entspannen. So lernen Sie, diese Muskeln einzusetzen, wenn es nötig ist, und sie ruhen zu lassen, wenn Sie sie nicht brauchen.

Die Hüften entspannen und lieben

Hüften

Unsere Hüften sind schön, kurvig und sexy. Aber sie sind auch anfällig für Blockaden, Anspannung, Steifheit (sowohl körperlich als auch emotional) und sogar Cellulite, was sich gar nicht sexy anfühlt. Die Hüften zu lockern, zu längen und Giftstoffe auszuleiten, die sich durch verspanntes weiches Gewebe gebildet haben, trägt dazu bei, Ihren ganzen Körper von Schmerzen, Druck und Schwere zu befreien. Und das Dehnen und Kräftigen Ihrer Hüften führt zu mehr Beweglichkeit, einem ausgeglicheneren Muskeltonus und geschmeidigerer Bewegung. Es verbessert sogar die Blutzirkulation in der Wirbelsäule und den Beinen und die Körperausrichtung.

WARM-UP

Tiefer Ausfallschritt mit Oberschenkeldehnung

→ Auf der Matte einen tiefen Ausfallschritt machen, zuerst der rechte Fuß vorn, das Knie steht gebeugt in einem 90-Grad-Winkel über dem Fußgelenk. Das linke Bein nach hinten strecken, das Knie ist entweder am Boden, wobei der Fußrücken flach auf der Matte liegt, oder Sie entscheiden sich für die Variante mit Rolle (unteres Übungsbild). Langsam Rumpf und linken Arm heben, die Schultern bleiben entspannt. Den Körper nach rechts drehen und mit dem rechten Arm nach dem linken Oberschenkel greifen. Die Dehnung von Hüfte und Lendenmuskel spüren und in die Dehnung hineinatmen.

→ Sanft etwa 30 Sekunden tiefer in die Dehnung gehen und dabei langsam und gleichmäßig atmen. Diese Bewegung lässt mit Sauerstoff angereichertes Blut zu den Hüften fließen.

Auf der anderen Seite wiederholen.

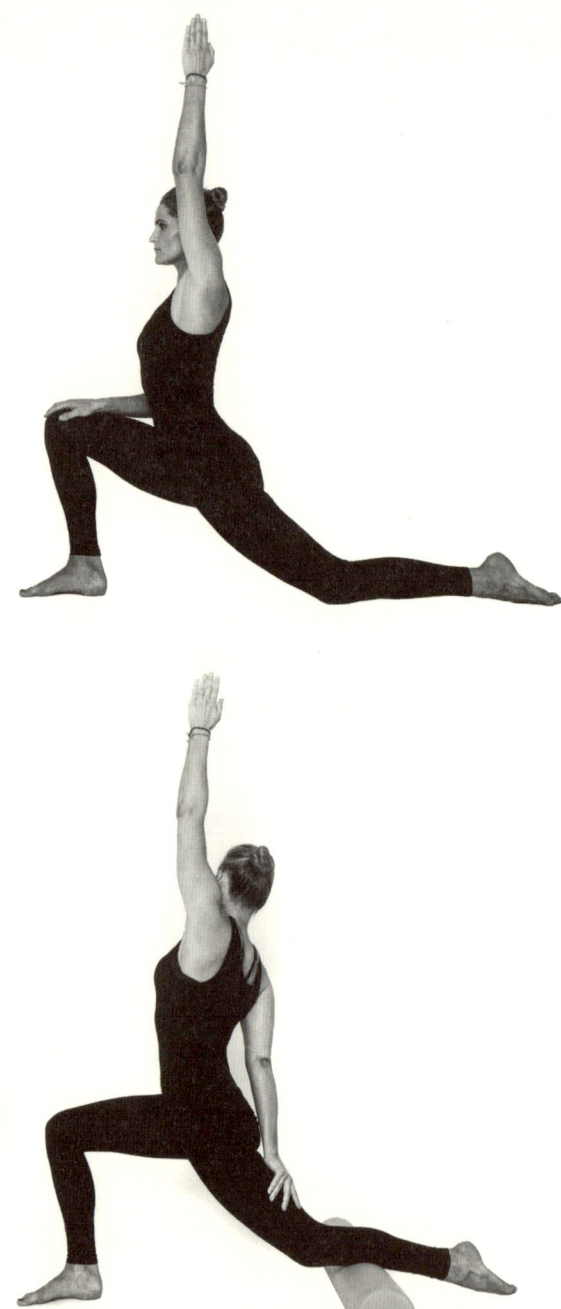

GLÄTTEN

Seitliche Hüftrolle

→ Seitlich mit einer Hüfte auf der Rolle liegen, den Unterarm aufstützen, die Handgelenkfalte befindet sich unter der Schulter.

→ Mit Einsatz der aufgestützten Hand die Rolle einige Zentimeter die untere Hüfte und den Oberschenkel auf- und abrollen. Kurz vorm Knie stoppen. Tief ausatmen beim Hochrollen, einatmen beim Abwärtsrollen.

Acht- bis zehnmal wiederholen, dann die Seite wechseln.

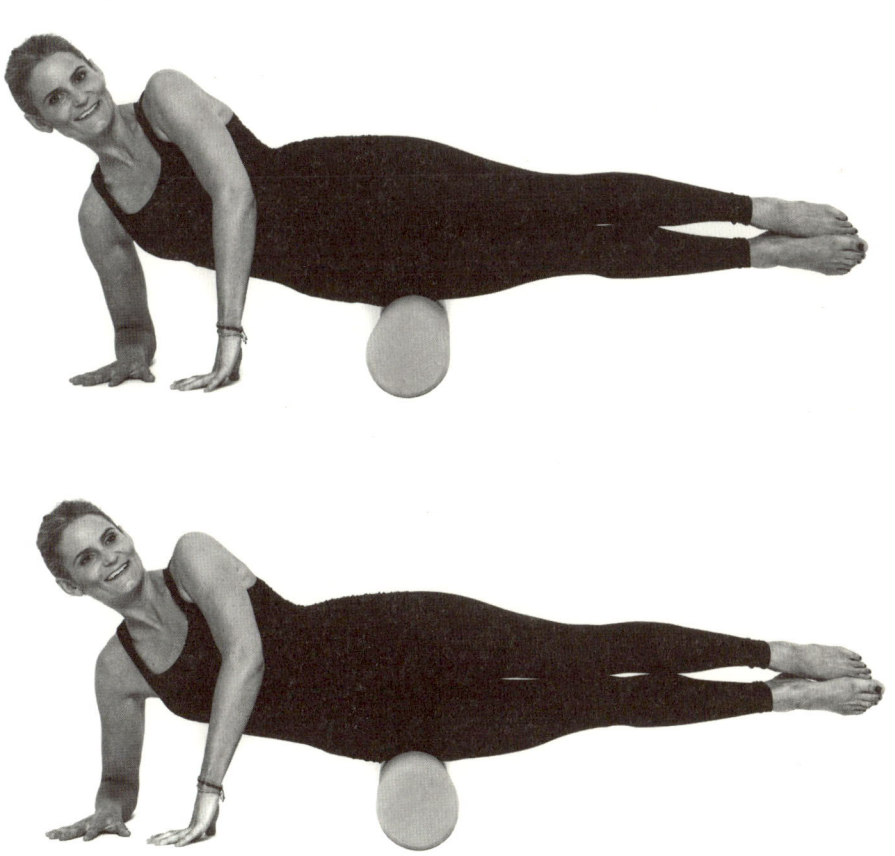

Die Vier

→ Auf der Rolle sitzen und den rechten Arm hinter sich auf die Matte aufstützen, der Daumen zeigt zur Seite. Das rechte Fußgelenk auf das linke Knie auflegen, sodass die Beine die Ziffer Vier formen. Mit der linken Hand gegen den inneren rechten Oberschenkel drücken.

→ Das Gewicht etwas hinüber auf den linken Hüfte-Gesäß-Bereich verlagern und ein paar Zentimeter vor- und zurückrollen.

→ Nun in kleinen Kreisen rollen, um die Blutzirkulation anzuregen und Verstopfungen zu verhindern.

Auf der anderen Seite wiederholen.

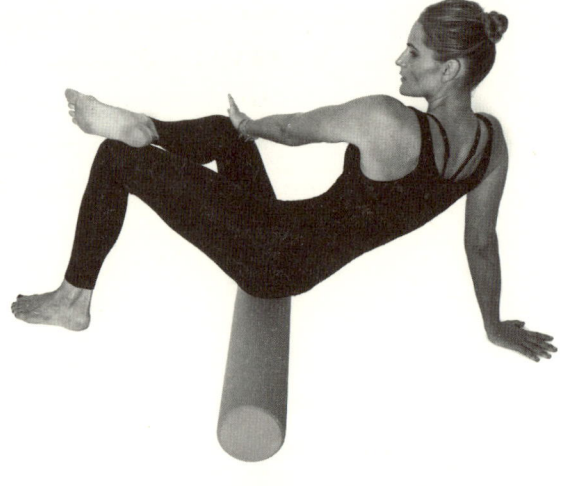

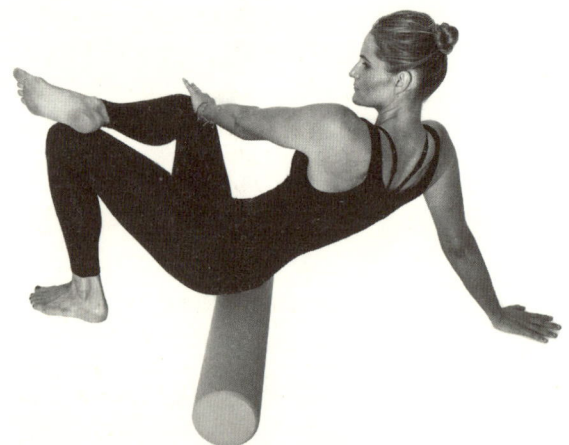

UMFORMEN

Sidekicks im Knien

→ Auf die Matte knien, die Rolle liegt rechts neben dem Körper. Den linken Arm nach oben ausstrecken und beim Ausatmen den Körper nach rechts beugen, bis die Handfläche der rechten Hand auf der Rolle liegt.
→ Die Position halten und das linke Bein lang nach vorn ausstrecken.
→ Beim Einatmen den linken Arm zum linken Schienbein strecken, rechts die Rolle stabil halten. Beim Ausatmen das linke Bein nach hinten führen, den linken Arm wieder nach oben strecken und das linke Knie beugen. Beim Einatmen Arm und Bein wieder nach vorn ausstrecken, beim Ausatmen wieder nach hinten.

Acht- bis zehnmal wiederholen, dann die Seite wechseln.

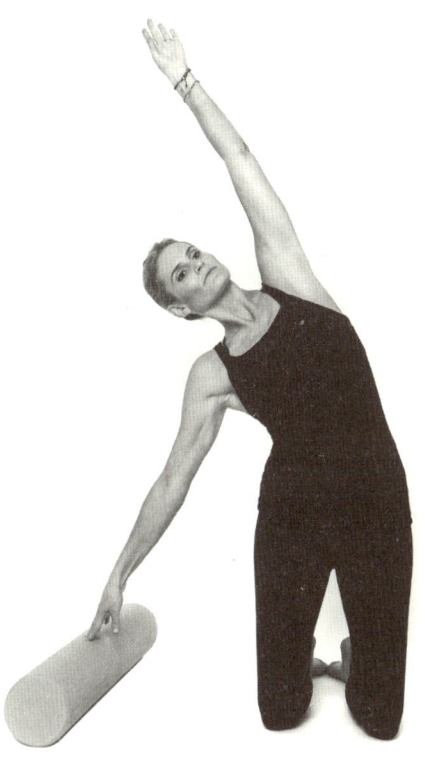

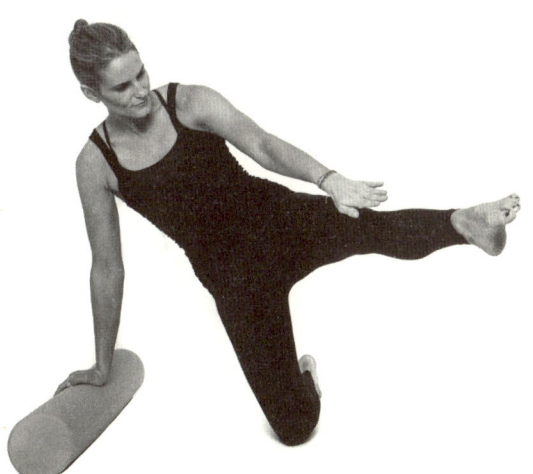

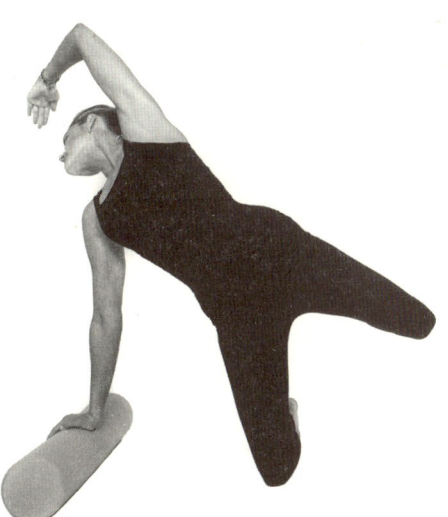

81

Klappmesser mit Rolle

→ Auf den Rücken legen, die Knie beugen, die Füße hüftbreit aufstellen. Die Hüften anheben und die Rolle unter Hüften und Kreuzbein schieben, gerade über dem Steißbein. Die Knie über die Hüften heben und die Beine nach oben zur Decke strecken. Die Ellbogen zur Seite beugen, um den Oberkörper stabil auf der Matte zu halten, die Handflächen drücken auf die Rolle.

→ Beim Einatmen die Beine in einen 45-Grad-Winkel absenken, den Bauch dabei einziehen.

→ Bauchmuskeln, Oberschenkelmuskeln und Arme die ganze Zeit aktiv halten, beim Ausatmen Wirbelsäule und Hüften über den Kopf nach hinten rollen, bis die Beine parallel zum Boden sind.

→ Beim nächsten Ausatmen die Beine nach oben in einen 45-Grad-Winkel strecken.

→ Beim Einatmen langsam kontrolliert Wirbel für Wirbel zurückrollen. Ausatmen und Beine weiter nach unten führen, bis Hüften und Kreuzbein wieder auf der Rolle liegen.

Achtmal wiederholen.

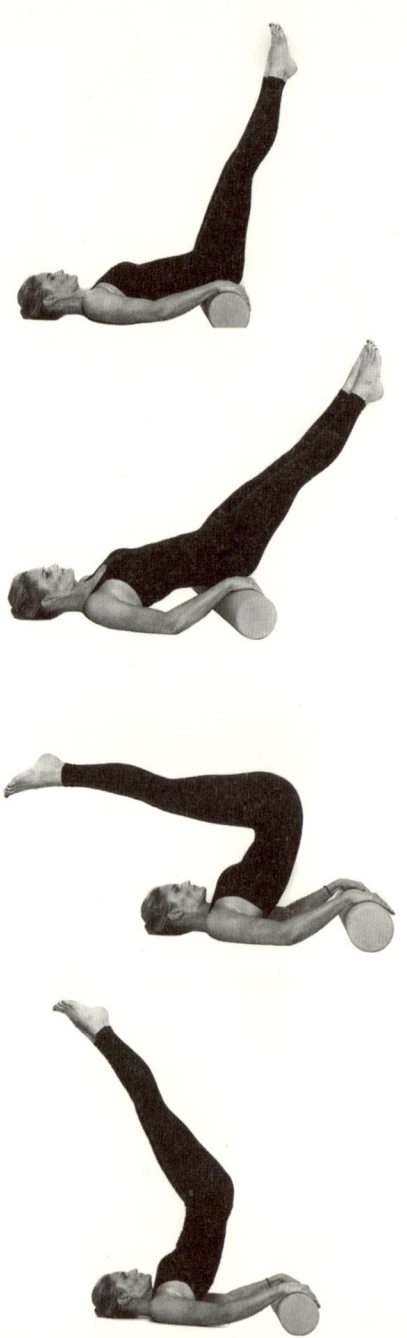

Auswirkungen auf den Körper

→ Macht Hüften und Oberschenkel schmaler und länger.

→ Hilft dabei, sich besser aufzurichten und sich leichter zu fühlen.

→ Verschafft den Hüften mehr Flexibilität.

→ Reduziert Spannung in den Hüften.

→ Verhilft zu Hüften mit mehr Spannkraft.

→ Befreit von in den Hüften abgelagerten Giftstoffen.

→ Reduziert Cellulite um die Hüften.

BEWEGUNGS-NEUSTART

Da wir in dieser Sequenz die Hüften strecken und mobilisieren, achten Sie einmal darauf, wie Sie beim Gehen Ihre Hüften bewegen. Nehmen Sie sich den Tag lang immer wieder einen Moment Zeit, um zu überprüfen, ob Ihre Hüften beim Gehen von Seite zu Seite schwingen. Diese seitliche Bewegung der Hüften ist sehr wichtig, weil sie die Energie fließen lässt und dazu beiträgt, dass Hüften und Körper länger, schlanker und geschmeidiger werden. Legen Sie beim Gehen gelegentlich die Hände auf Ihr Kreuzbein, um die Mobilität von Hüften und Becken zu überprüfen. Idealerweise sollten Sie eine schöne Bewegung von einer zur anderen Seite spüren. Wenn das nicht der Fall ist, korrigieren Sie Ihren Gang, bis Ihre Hüften sich von ganz allein in diesem rhythmischen Muster bewegen. Falls Sie noch nicht so gehen, mag sich das anfangs für Sie etwas merkwürdig anfühlen – aber auf Dauer gesehen wird Ihr ganzer Körper es Ihnen danken.

Den Beckenboden ehren

Innere Oberschenkel und Beckenboden

Schlanke und straffe innere Oberschenkel und eine starke Körpermitte sind der Traum jeder Frau. Kaum jemand weiß, dass dieses ärgerliche Gewackel dort häufig von einem äußerst festen und angespannten Beckenboden herrührt. Stellen Sie sich eine vertikale Linie vor, die vom Kopf bis zu den Zehen durch Ihren Körper verläuft – das ist Ihre Mittellinie. Und genau um die werden wir uns heute kümmern. Sie werden die Basis Ihres Rumpfes entspannen und stärken, was wiederum die inneren Oberschenkel und die Beckenbodenmuskeln entspannt und tonisiert. Als Ergebnis hebt sich die gesamte Rumpfstruktur nach oben, und in Ihren inneren Oberschenkeln entsteht ein ausgeglichenerer Tonus, der zu einer größeren und jugendlicheren Erscheinung führt.

WARM-UP

Seitlicher Ausfallschritt

→ In der Grätsche auf der Matte stehen, Füße etwa einen Meter voneinander entfernt. Die Rolle steht
vor einem.

→ Die Hände oben auf die Rolle legen, die Arme sind ausgestreckt,
die Wirbelsäule ist gerade.

→ Beim Einatmen nach rechts lehnen, das rechte Knie beugt sich,
das linke Bein ist gerade. Beim
Ausatmen die Streckung im linken
Bein halten.

→ Die Bewegung auf der anderen
Seite ausführen.

Fünfmal wiederholen.

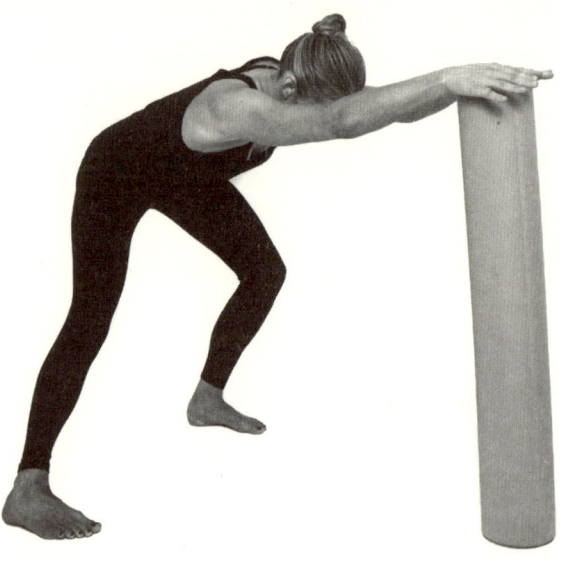

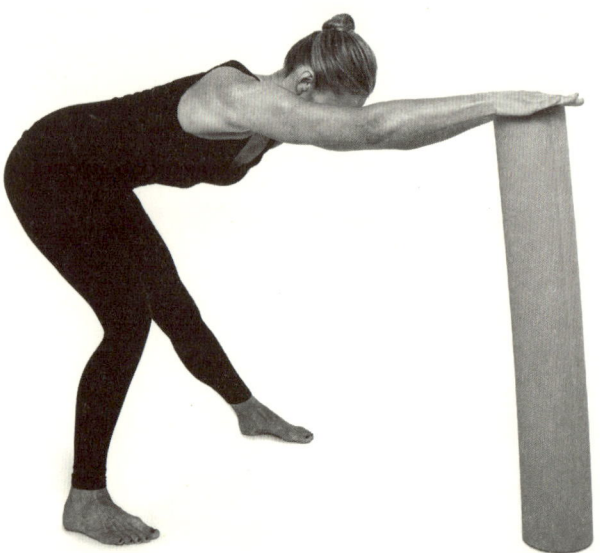

GLÄTTEN

Innerer-Oberschenkel-Rolle

→ In Bauchlage die Unterarme aufstellen und die Rolle unter dem rechten Oberschenkel positionieren. Dafür das rechte Knie nach außen und oben beugen und die Rolle unter die Leistenbeuge schieben.

→ Der Oberkörper bleibt in seiner Position, die Unterarme und das linke Bein in den Boden drücken und die Rolle in Richtung Knie rollen. Vor dem Knie stoppen und zurückrollen.

Sechs- bis achtmal wiederholen, dann die Seite wechseln.

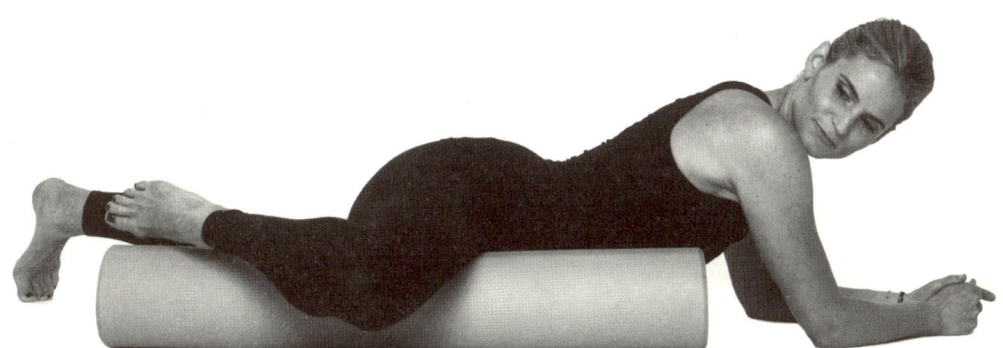

Sitzbeinhöcker-Rolle

→ Rolle auf die Matte legen und sich rittlings daraufsetzen, sodass die Sitzbeinhöcker direkt auf der Rolle sind.

→ Das rechte Bein lang ausstrecken und die Rolle in jede Richtung etwa fünf Zentimeter rollen, dabei tief ein- und ausatmen. Diese Bewegung löst Verfestigungen dort, wo die hinteren Oberschenkelmuskeln mit dem Beckenboden verbunden sind.

30 Sekunden durchführen, dann die Seite wechseln.

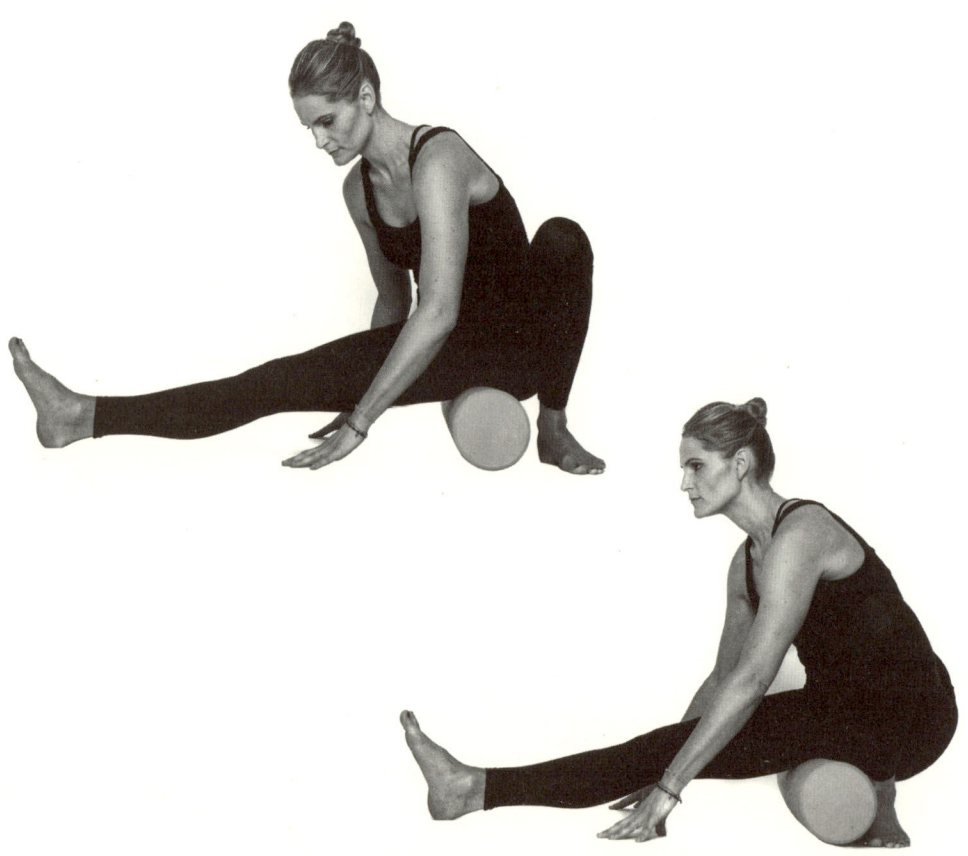

UMFORMEN

Oberschenkel-Lifts

→ In Seitenlage mit der linken Hüfte auf der Matte liegen, die Rolle unter die Taille legen. Der rechte Ellbogen ist unter der rechten Schulter aufgestützt. Das linke Knie beugen und den Fuß vor dem unteren gestreckten Bein aufsetzen.

→ Beim Einatmen mit der Kraft des inneren Oberschenkels den rechten Unterschenkel heben. Oberkörper und Rolle bleiben stabil.

→ Beim Ausatmen das Bein langsam wieder auf die Matte absenken.

Achtmal wiederholen, dann die Seite wechseln.

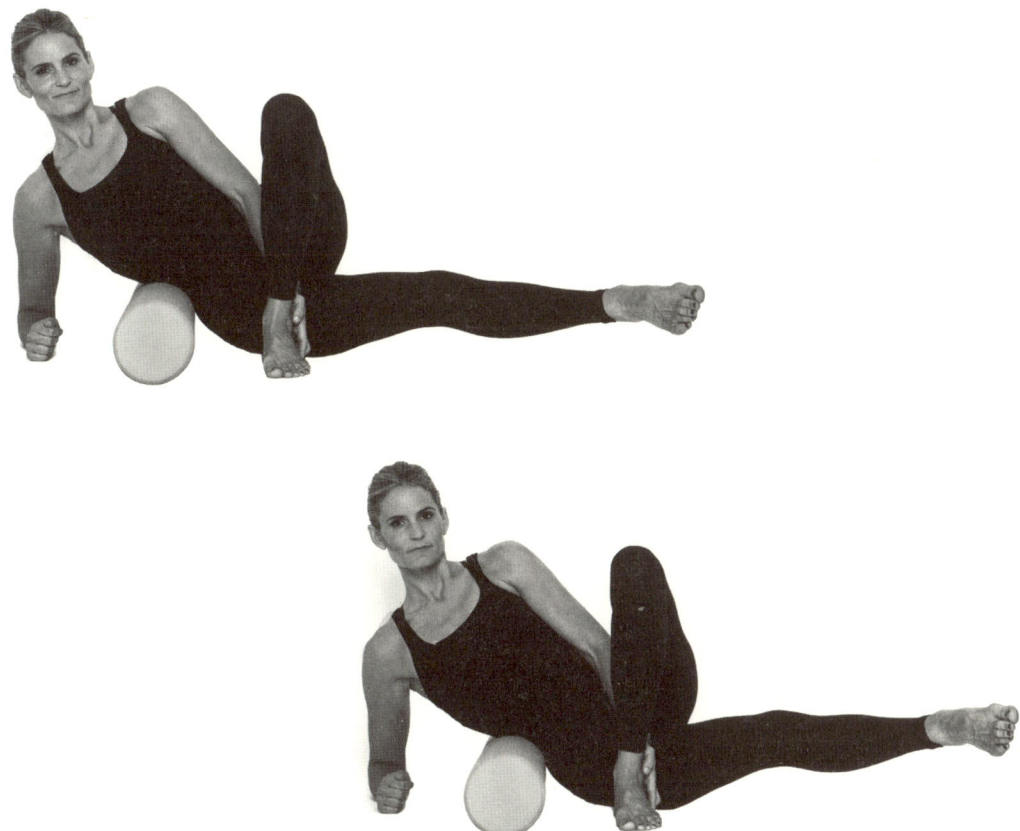

Rumpfübung in Umkehrstellung

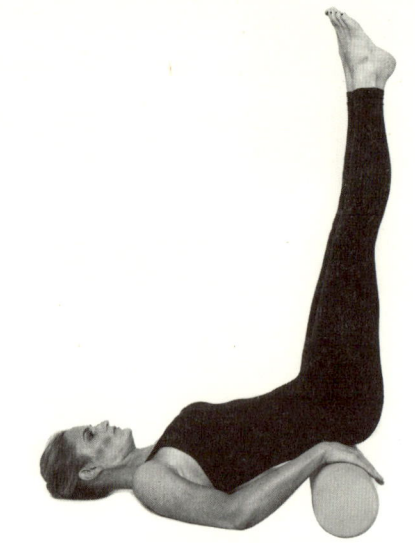

→ Rückenlage auf der Matte, die Rolle quer unter das Kreuzbein legen. Der obere Rücken und die Schultern bleiben auf der Matte, die Taille mit neutraler Wirbelsäule in die Brückenposition anheben. Knie über die Hüften beugen und dann die Beine strecken, sodass der Körper etwa einen 90-Grad-Winkel bildet. Hände auf beide Seiten des äußeren Rollenrandes legen, um die Rolle während der Übung zu stabilisieren. Die Wirbelsäule bleibt stabil und neutral.

→ Beim Einatmen langsam die Beine in Richtung Matte absenken. So weit absenken wie möglich, ohne im unteren Rücken oder den Schultern das Gefühl zu bekommen, dass sie sich wölben.

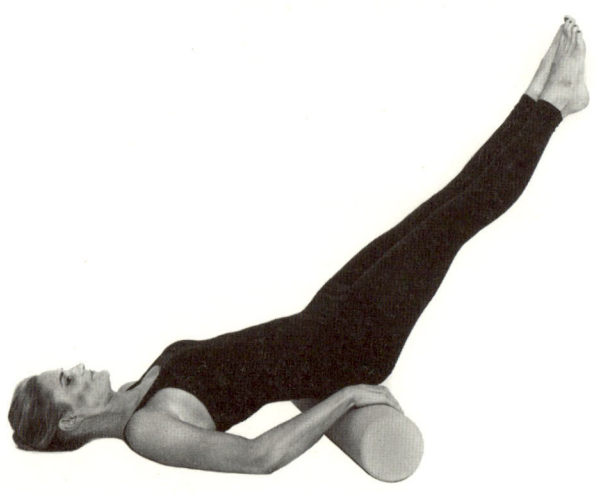

→ Beim Ausatmen mit der Kraft des Unterbauchs die Beine wieder in einen 90-Grad-Winkel hochziehen, sodass sie zur Decke zeigen.

Acht- bis zehnmal wiederholen.

Tipp für Ihre Gesundheit

Hüpfen Sie sich zu einem gesunden Becken

Eine von vier Frauen leidet unter Harninkontinenz, also unter einem Kontrollverlust über die Blase beim Niesen, Husten, Lachen oder beim Sex. Harnprobleme bei Frauen, vor allem nach der Geburt, sind ein riesiges Problem. Ich habe festgestellt, dass es einen ungeheuer positiven Einfluss auf einen gesunden Tonus im Beckenboden haben kann, wenn man fünf bis zehn Minuten am Tag auf einem Trampolin hüpft. Die Blase nimmt wieder ihre eigentliche Position ein, und durch die Aktivierung des Beckenbodens während des Hüpfens kann eine leichte Inkontinenz eingedämmt werden. Es ist hilfreich, wenn Sie Ihre Blase vor dem Trampolinspringen entleeren (wenn nötig, auch währenddessen). Nach und nach wird sich der Muskeltonus in diesem Bereich wieder aufbauen. Auch Ihr Partner wird Ihnen die Aktivierung dieser Muskeln danken!

Auswirkungen auf den Körper

→ Steigert das sexuelle Vergnügen.

→ Beugt Blasenleiden vor und lindert sie.

→ Stärkt und tonisiert die untere Körpermitte.

→ Trägt zu einem sich ruhiger anfühlenden und aussehenden Gesicht bei.

→ Bringt den Körper nach einer Geburt wieder ins Gleichgewicht.

BEWEGUNGS-NEUSTART

Wahrscheinlich haben Sie schon von Kegel-Übungen gehört. Meist werden sie als Mittel zur Steigerung des sexuellen Vergnügens beschrieben (und eine gute Nachricht – das sind sie tatsächlich!). Aber außerdem schaffen diese Übungen eine bewusste Wahrnehmung des Beckenbodens und lassen uns den Gegensatz zwischen einem entspannten und einem angespannten Beckenboden spüren. Wir lernen, den Beckenboden loszulassen, wodurch unsere untere Mitte entspannt wird, was uns eine längere und schlankere Ausrichtung ermöglicht. Darüber hinaus schaffen wir durch Kegel-Übungen eine Geist-Körper-Balance von Kontrolle und Nachlassen, von Bemühen und Entspannen.

Ohne dass wir es überhaupt merken, ist unser Beckenboden oft verspannt. Denken Sie daran, wie Sie reagieren, wenn Sie in einem stressigen Meeting sind oder in einem Verkehrsstau stecken. Beißen Sie die Kiefer aufeinander oder kneifen Sie die Pobacken zusammen? Beides sind Zeichen eines angespannten Beckenbodens.

Versuchen Sie heute einmal ein paar Runden Kegel-Übungen, um den Unterschied zwischen einem angespannten und einem entspannten Beckenboden zu spüren. Dafür stellen Sie sich vor, wie Sie mitten beim Wasserlassen den Urinstrahl stoppen. Halten Sie beim Einatmen an, dann entspannen Sie wieder beim Ausatmen. Wenn Sie sich erst einmal mit diesen beiden Zuständen vertraut gemacht haben, überprüfen Sie im Laufe des Tages immer wieder einmal, wie sich Ihr Beckenboden gerade anfühlt. Wie ist es, wenn es stressig wird? Kneifen Sie die Pobacken zusammen, oder fühlt sich der Bereich verspannt an? Wenn das so ist, atmen Sie wie bei einem Seufzer ganz lang aus und entspannen Sie sich. Richten Sie Ihre Aufmerksamkeit wieder auf Ihren Beckenboden, wenn Sie gehen, Auto fahren oder in einem Meeting sitzen. Können Sie vielleicht eine Anspannung lösen oder den Beckenboden entspannen? Und *wenn* Sie diesen Bereich entspannen, achten Sie darauf, wie sich die Situation in Ihrem ganzer Körper verändert – wie Sie beschwingter laufen können und wie sich auch andere Körperbereiche wie zum Beispiel Ihre Kieferknochen oder Ihr Gesäß entspannen. Ah, Freiheit.

Für einen flachen Bauch

Tiefer Rumpf und Lendenmuskel

Es ist Zeit, dass Sie aufhören, Ihren herrlichen Bauch zu verstecken! Der Bauch ist für viele Frauen ein Bereich großer Sorge. Ich kann gar nicht sagen, wie oft ich nach Tipps für einen flachen Bauch gefragt werde oder danach, wie man nach einer Geburt diesen Schwabbelbauch wieder wegbekommt. Im Gegensatz zu dem, was viele glauben, bekommt man keinen flachen Bauch, indem man täglich hundert Crunches macht oder kilometerweit joggt. Der Trick ist, Spannung im Bauch abzubauen, das Nervensystem zu beruhigen, ausgerichtet zu stehen, sich zu bewegen und so Länge und einen ausgeglichenen Tonus zu erzeugen – *nicht* die Bauchmuskeln zu straffen. Diese Übungssequenz trägt dazu bei, mit Sauerstoff aufgeladenes Blut zu Ihrem Bauch zu bringen, Toxine auszuschwemmen und Verfestigungen zu reduzieren. In dieser Sequenz konzentrieren Sie sich auf die vordere Wirbelsäule, den Bauch und den tiefsten Rumpfmuskel, den Lendenmuskel, um eine Aufrichtung der Wirbelsäule zu erreichen, die Körpermitte neu zu organisieren und eine Verbindung zu den tiefsten Muskeln Ihres Beckens und Ihrer Körpermitte herzustellen. Sie werden daran arbeiten, das Becken korrekt in seine eigentliche neutrale Position auszurichten, was automatisch zu einem flacheren Bauch führt, Ihre Organe nach innen zieht und Sie in Verbindung mit Ihren mächtigen Lendenmuskeln bringt. Sie werden sich größer und schlanker fühlen (und auch so aussehen) und sich über eine bessere Verdauung und ein besseres Funktionieren der Bauchorgane freuen können.

WARM-UP

Lendenmuskel-Dehnung

→ In Rückenlage auf der Matte die Rolle unter das Kreuzbein legen. Ein Knie beugen und zur Brust ziehen. Das andere Bein lang ausstrecken, Fußspitze zeigt nach vorn.

→ Beim Einatmen das ausgestreckte Bein etwa fünf Zentimeter von der Matte heben. Diese Stellung drei langsame, lange Atemzüge halten, dabei die Hüften sich in die Länge strecken lassen. Nach dem dritten Atemzug beim Ausatmen das ausgestreckte Bein auf die Matte sinken lassen, die Streckung in der Ferse spüren.

Acht- bis zehnmal wiederholen, dann die Seite wechseln.

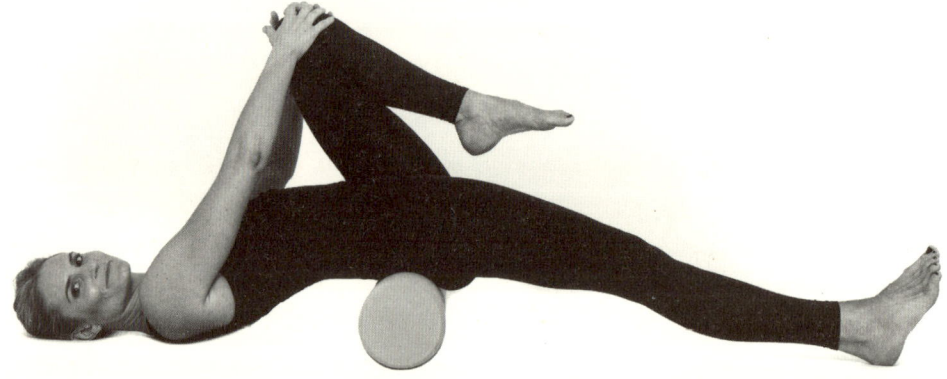

GLÄTTEN

Lendenbeuge

→ Auf der Matte knien und die Rolle hinter sich positionieren. Mit der rechten Hand möglichst mittig auf die Rolle stützen. Den linken Arm zur Decke heben, Hüften nach vorn und oben beugen.

→ Einatmen und bei stabiler Rolle Hüften absenken und gleichzeitig linken Arm vor sich bringen.

→ Beim Ausatmen die Hüften wieder nach vorn und oben drücken und die tiefe Rumpfmuskulatur heben, bis die Ausgangsposition erreicht ist.

Achtmal wiederholen, dann die Seite wechseln.

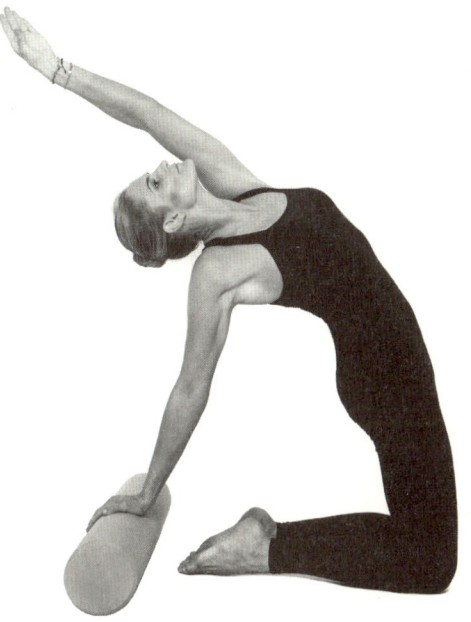

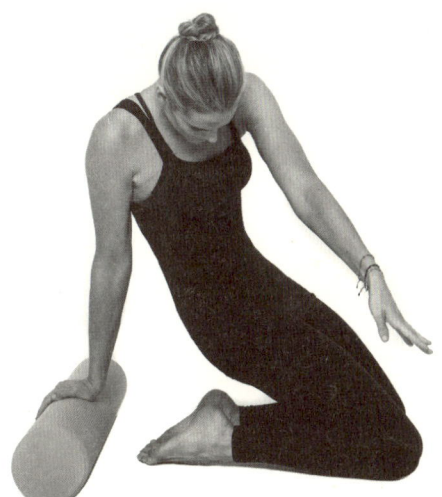

Lendenmuskel-Rolle

→ Mit aufgestützten Unterarmen auf dem Bauch liegen, die Rolle liegt quer unter der linken Hüfte. Das linke Knie beugen, die Ferse zeigt zur Decke. Den rechten inneren Oberschenkel parallel zur Rolle positionieren.

→ Den Körper etwas nach rechts drehen, damit der Lendenmuskel auf der Rolle liegt, dann an der Verbindung von Hüfte und Lendenmuskel langsam nach oben und unten rollen (nicht mehr als fünf Zentimeter). Dabei ruhig weiteratmen.

Achtmal wiederholen, dann die Seite wechseln.

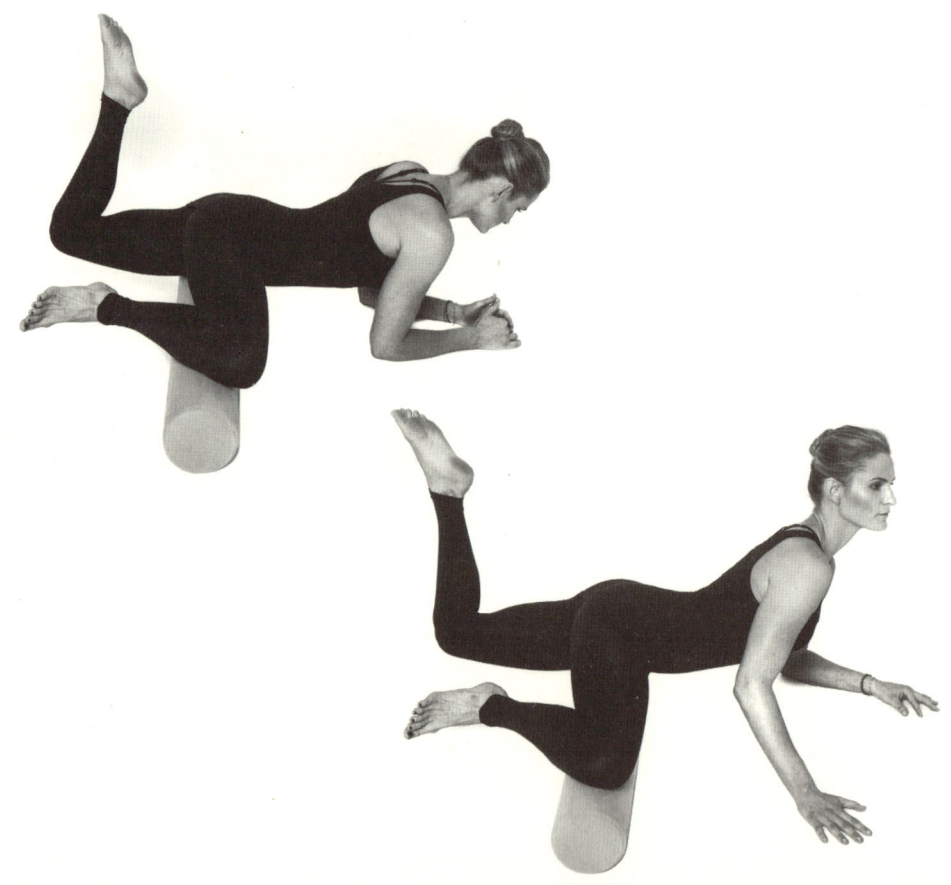

UMFORMEN

Balancierende Rumpfarbeit

→ Mit neutraler Wirbelsäule vom Kopf bis zum Steißbein auf der Rolle liegen und sich mit den Unterarmen an beiden Seiten der Rolle abstützen. Beine mit in 90-Grad-Winkel gebeugten Knien heben, die Fersen zusammen, die Zehen zeigen auseinander. Die Knie sind schulterbreit auseinander.

→ Die Schulterblätter von der Rolle heben und die Rippen zur Hüfte beugen, dabei den Hals lang lassen.

→ Rumpfbeugung beibehalten, einatmen und die Beine strecken, nicht tiefer als 45 Grad.

→ Beim Ausatmen die Knie wieder beugen, während die Rumpfbeugung beibehalten wird.

Acht- bis zehnmal wiederholen.

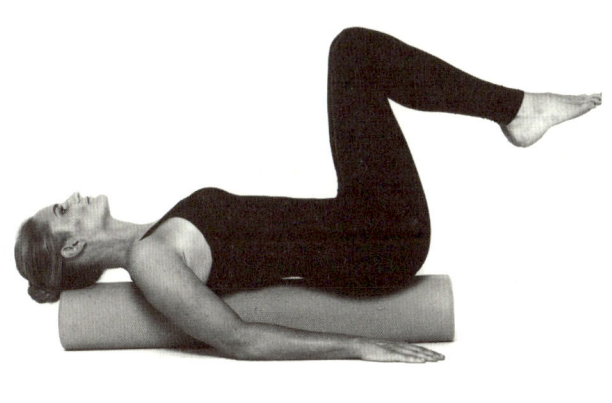

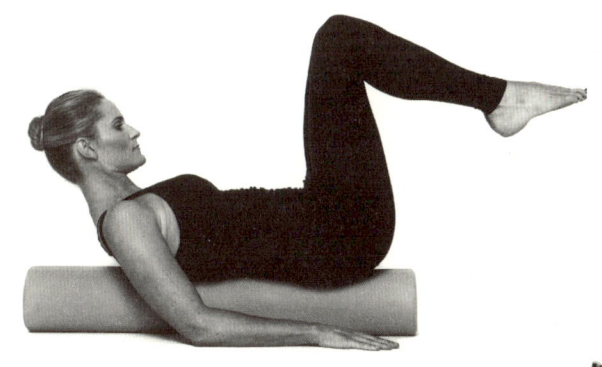

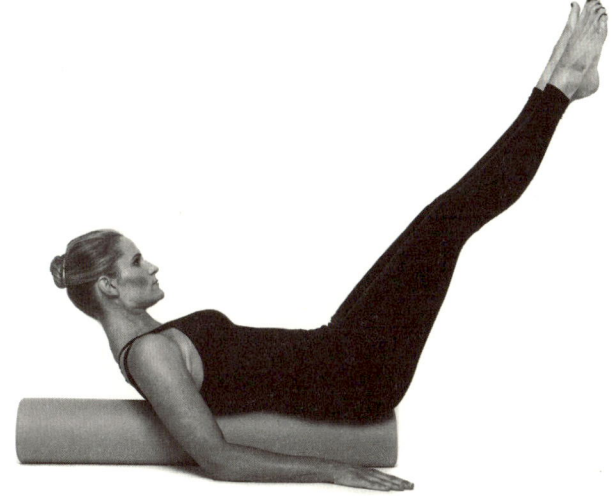

Ausfallschritt mit Rolle

→ Mit leicht gebeugtem rechtem Knie auf dem rechten Fuß stehen und den Fußrücken des linken Beins hinter sich auf die Rolle legen. Die Arme über den Kopf heben.

→ Mit dem Einatmen das rechte Knie beugen, das Knie bleibt über der Ferse. Die linke Hüfte und das linke Bein nach hinten ausstrecken und auf die Rolle drücken, während diese das Schienbein nach oben rollt, bis der rechte Oberschenkel sich fast parallel zum Boden befindet.

→ Beim Ausatmen mit der Kraft der tiefen Rumpfmuskulatur in die Ausgangsposition zurückkommen.

Achtmal wiederholen, dann die Seite wechseln.

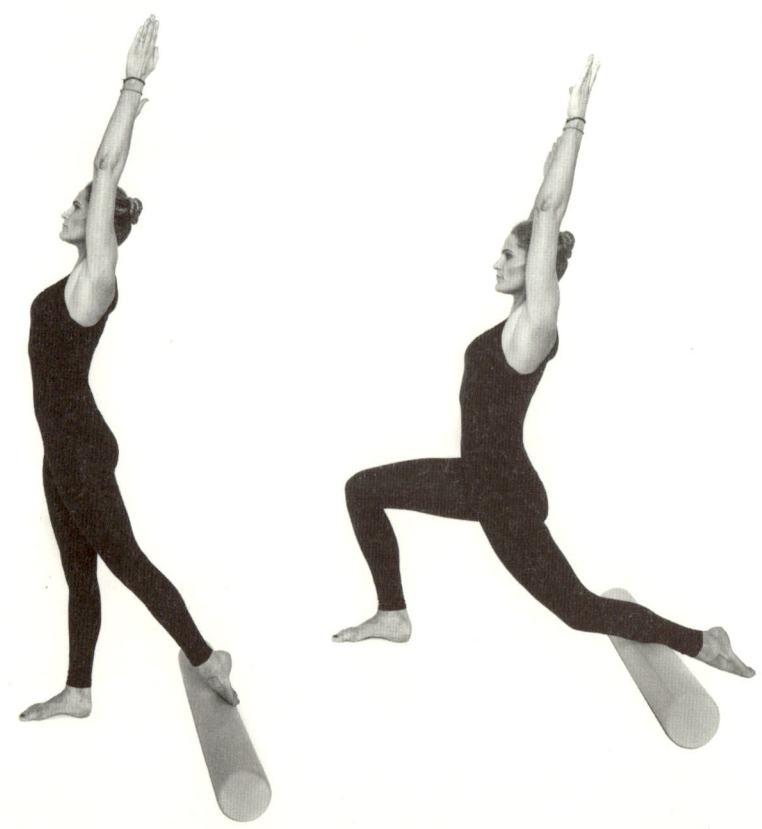

Auswirkungen auf den Körper

→ Vertieft das Gefühl für die Beinbewegung aus dem Rumpf anstatt aus den Hüften.

→ Richtet Becken, Wirbelsäule und Rumpf aus, sodass deren Bewegungen freier fließen.

→ Schafft einen flachen Bauch.

→ Fördert bewusstere Essgewohnheiten.

→ Reduziert Schmerzen und Verspannungen im unteren Becken.

→ Lässt die Schritte länger und geschmeidiger werden.

→ Erhöht die Streckung der Hüften und baut längere, schmalere Hüften auf.

→ Fördert die Verdauung, die Resorption und die Ausscheidung.

→ Schafft eine gesteigerte Wahrnehmung der Organe und eine stärkere Verbindung zu ihnen.

→ Hilft dabei, schneller zu spüren, wann man satt ist.

BEWEGUNGS-NEUSTART

Achten Sie beim Gehen heute auf das Gefühl, dass Ihre Beine bei den Hüftgelenken beginnen, und darauf, wie kurz Ihre Schritte sind. Gehen Sie nun so, als wenn Ihre Beine gleich unter Ihrem Brustkorb beginnen, dort, wo Ihr Lendenmuskel anfängt. Merken Sie, wie Ihre Schritte länger werden und Ihr Rumpf und Ihre Wirbelsäule sich freier anfühlen, wenn Sie beim Gehen Ihre Lendenmuskeln einsetzen? Bei jedem Schritt sind die Wirbelsäule und die Rumpfmuskulatur mit eingebunden, und Ihr ganzer Körper bewegt sich mit mehr Anmut und Geschmeidigkeit. Achten Sie bewusst täglich auf einen ausschreitenderen Gang.

Abschmelzen der Bauchspeckröllchen

Rückwärtige Rumpfmuskulatur

Nach der heutigen Übungssequenz werden Sie sich großartig fühlen. Sie werden nicht nur Ihre Bauchspeckröllchen abschmelzen, sondern auch für eine elastischere, geschmeidigere, längere und von Druck befreite Wirbelsäule arbeiten. Kennen Sie das wunderbar lockere und weiche Gefühl nach einer Massage? Genau das werden Sie nach der heutigen Übungssequenz haben. Sie werden Ihre Rückenmuskeln und die Rückseite Ihrer Beine mobilisieren und tonisieren, wobei der Fokus darauf liegt, die Tiefenmuskulatur Ihres Rückens zu entspannen und zu stärken. Sich auf diese mächtigen inneren Muskeln einzustimmen führt zu einer aufgerichteteren Wirbelsäule und damit zu einer größeren, schlankeren Erscheinung. Gut aussehen und sich gut fühlen – was will man mehr?

WARM-UP

Geschmeidige Wirbelsäule

→ Auf der Matte knien, die Rolle liegt etwa zehn Zentimeter vor den Knien. Beim Einatmen die Arme über den Kopf führen.

→ Beim Ausatmen Oberkörper vornüberbeugen und die Wirbelsäule rund machen, sodass die Beugung aussieht wie ein umgekehrtes U. Auf weiche Knie achten, damit sich der untere Rücken sanft öffnet.

→ Mit dem Einatmen die Wirbelsäule strecken, die Brust senkt sich nach unten, das Gesäß wird hochgestreckt. Die Rolle rollt die Unterarme hinauf.

→ Beim nächsten Einatmen das Steißbein senken und den Bauch einziehen, dabei zurück in die Ausgangsposition rollen.

Viermal wiederholen.

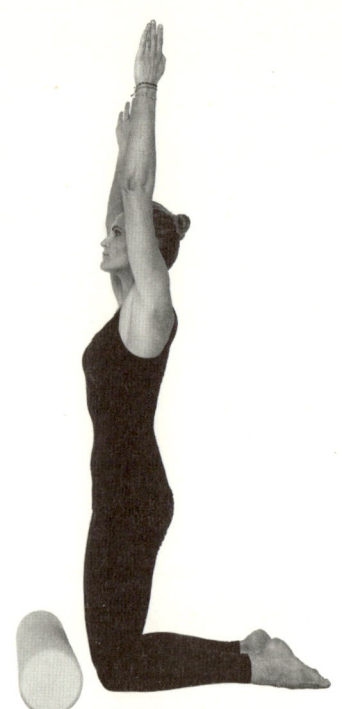

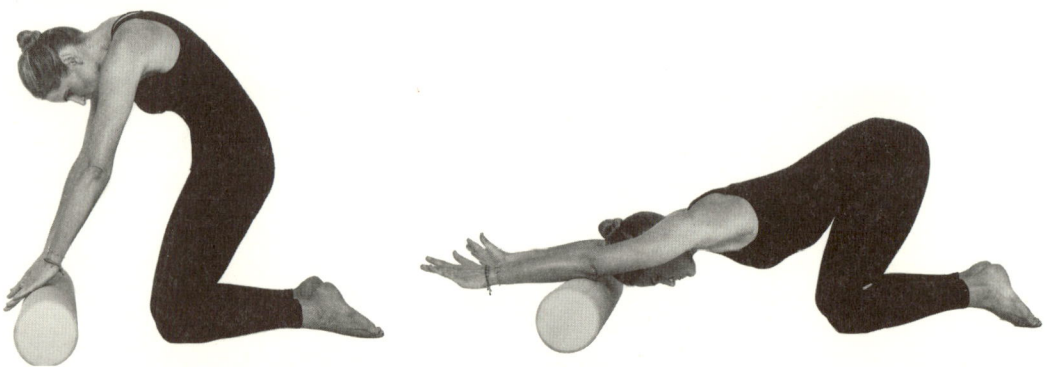

GLÄTTEN

Mobilisieren der Rückenwirbel

→ In Rückenlage die Rolle unter dem mittleren Rücken platzieren. Die Knie sind gebeugt, die Füße stehen hüftbreit. Die Hüften liegen stabil auf der Matte. Die Hände hinter dem Kopf verschränken, um Kopf und Hals zu stützen.

→ Die Rolle stabil halten und beim Einatmen den oberen Rücken über die Rolle nach hinten unten führen, um die Brustwirbelsäule zu mobilisieren.

→ Ausatmen und wieder in die Ausgangsposition kommen.

→ Die Füße in die Matte drücken und die Rolle unter der Wirbelsäule zwei bis drei Zentimeter nach oben rollen. Beim Einatmen strecken und den Rücken über die Rolle beugen. Beim Ausatmen wieder nach oben beugen. Auf diese Weise jeweils zwei bis drei Zentimeter die Wirbelsäule nach oben bewegen, bis die Schultern erreicht sind.

→ Auf die gleiche Art den umgekehrten Weg die Wirbelsäule nach unten rollen, bis das untere Ende des Brustkorbs erreicht ist.

Dreimal wiederholen.

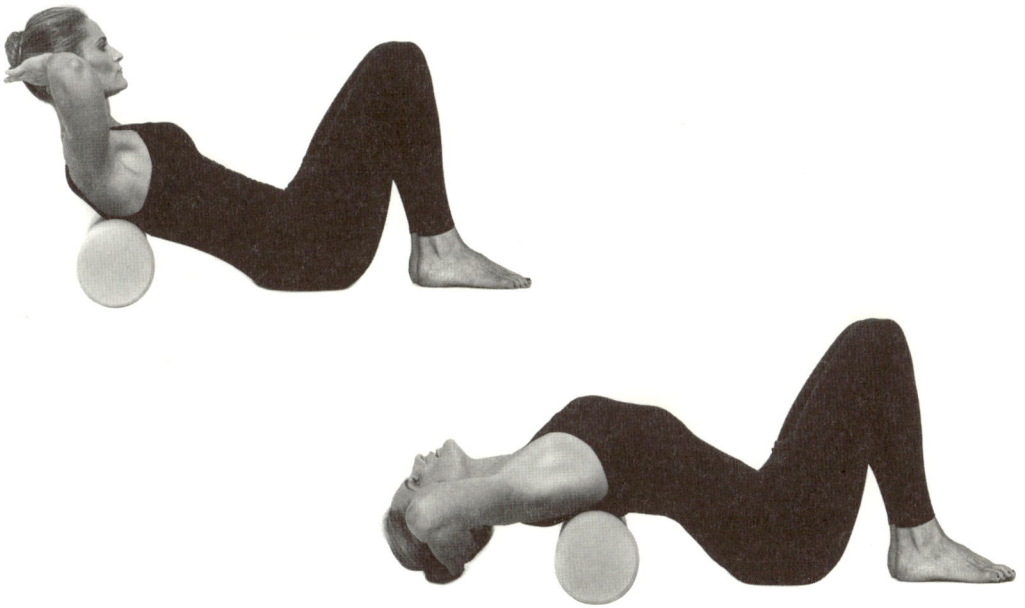

QL-Rolle

→ In Rückenlage die Rolle unter der Taille platzieren.

→ Das linke Knie beugen, den rechten Fuß mit der Fußaußenkante auf dem linken Ober-schenkel ablegen. Die Unterarme sind auf der Matte abgestützt, die Handflächen lie-gen an der Rolle, Daumen nach innen. Den Körper nach rechts lehnen, sodass etwas Druck auf den rechten Quadratus lumborum (QL), den quadratischen Lendenmus-kel im unteren Rücken zwischen der untersten Rippe und der oberen Hüfte, ausge-übt wird.

→ Die Rolle stabil halten, den linken Fuß in die Matte pressen und mit dem Einatmen das Steißbein nach oben bringen. Beim Ausatmen Steißbein zurücksinken lassen.

Achtmal wiederholen, dann die Seite wechseln.

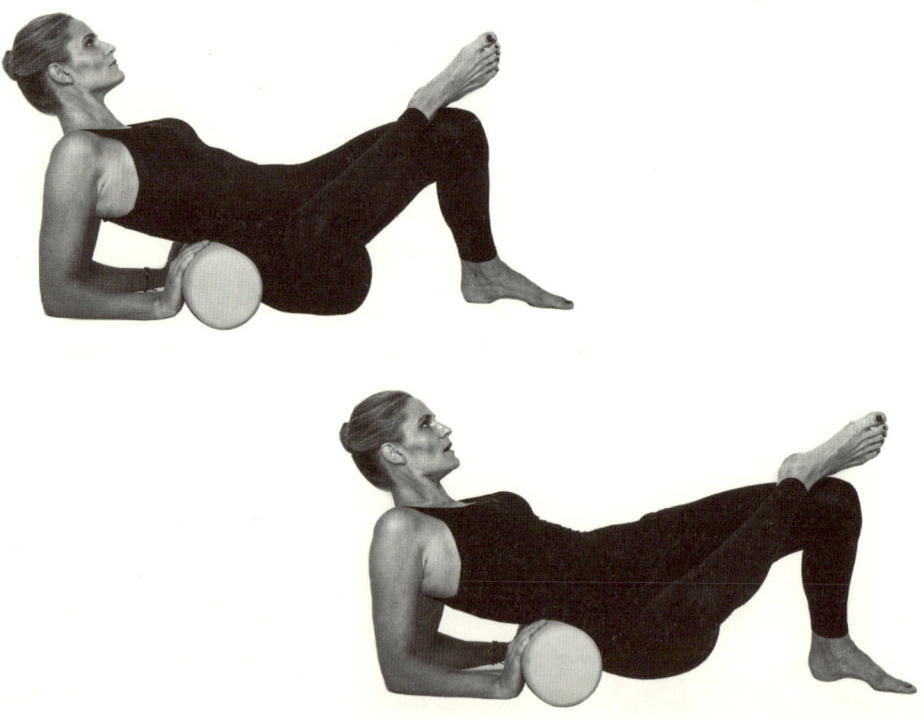

UMFORMEN

Rollender Schwan

→ In Bauchlage auf die Matte legen, die Arme sind mit nach oben weisenden Daumen lang nach vorn ausgestreckt, die Rolle ist unter dem Ellbogen platziert. Die Fersen vom Herzen wegdrücken, dabei spüren, wie sich die Energie in entgegengesetzte Richtungen ausbreitet und die Wirbelsäule sich dehnt.

→ Beim Einatmen die Rolle auf sich zurollen, dabei die Wirbelsäule strecken und Kopf und Oberkörper heben, während die Schultern nach hinten gerollt werden. Das Gesäß die ganze Zeit entspannt halten, damit sich der untere Rücken beim Hochkommen nicht verklemmt. Bauchmuskeln nach oben und innen ziehen, um den Rücken zu unterstützen und die Vorderseite des Körpers zu dehnen.

→ Beim Ausatmen langsam mit etwas Widerstand in die Ausgangsposition zurückkehren.

Achtmal wiederholen.

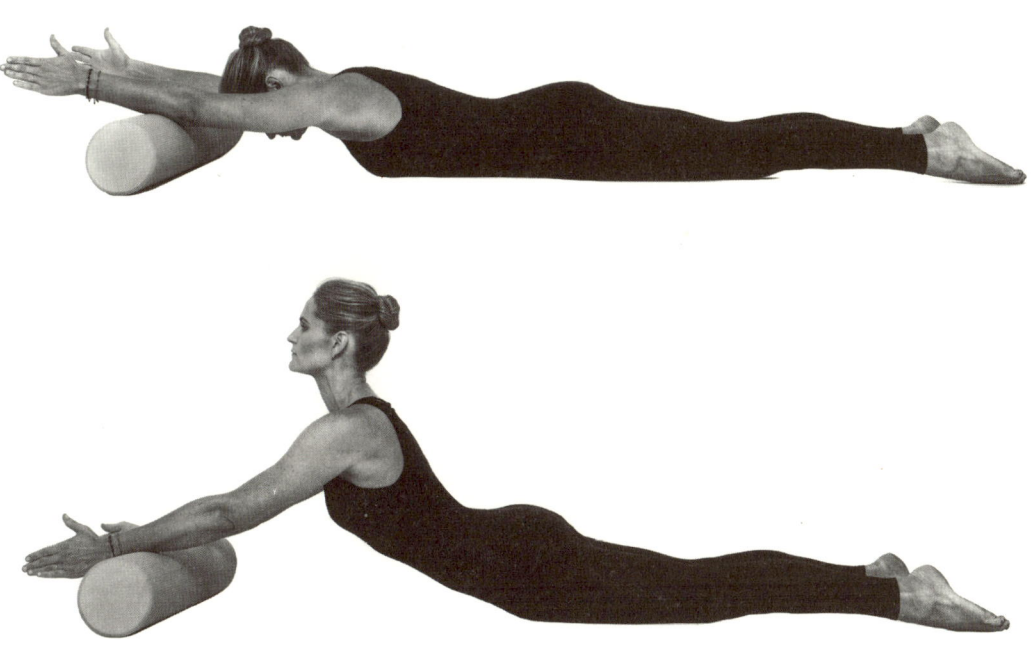

Wie ein Ball rollen

→ Auf der Matte sitzen, die Knie sind gebeugt, die Rolle liegt vor den Schienbeinen auf den Füßen und wird an beiden Enden mit den Händen gehalten. Die Schultern entspannen, den Rücken breit machen, die Bauchmuskeln spüren und die Wirbelsäule vom Kopf bis zum Steißbein in eine C-Form beugen. Die Füße von der Matte heben und auf oder dicht hinter den Sitzbeinhöckern balancieren.

→ Mit der Einatmung untere Bauchmuskeln einziehen und sich mit der Schwerkraft nach hinten bis auf die Schultern rollen lassen, um das Gewebe um die Wirbelsäule herum zu massieren. C-Form beibehalten.

→ Beim Ausatmen in die aufrechte Position zurückkehren und eine Pause machen, um sich auszubalancieren. Der Bauch bleibt eingezogen und die Wirbelsäule in der C-Form.

Achtmal wiederholen.

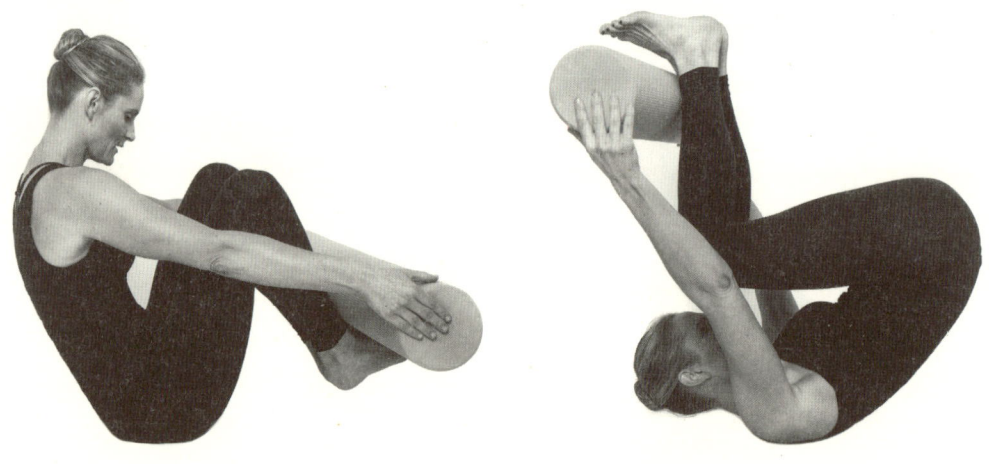

Auswirkungen auf den Körper

→ Wirkt ausgleichend auf Wirbelsäule und umgebende Muskeln.

→ Streckt die Körperseiten.

→ Reduziert Bauchspeckröllchen.

→ Macht die Wirbelsäule beweglicher.

→ Lässt die Wirbelsäule stärker schwingen.

→ Entspannt die Wirbel.

BEWEGUNGS-NEUSTART

Zunächst einmal: Was heißt es, seine Wirbelsäule schwingen zu lassen? Nun, dabei geht es um ein natürliches Muster, bei dem der Körper sich geschmeidig durch zahlreiche Gelenke in flüssigen, anmutigen, wellenartigen Biegungen und Kurven von vorn nach hinten und von Seite zu Seite bewegt. Mit dieser Fähigkeit sind wir alle geboren, doch haben die meisten sie mit der Zeit verloren. Ein Schwingen der Wirbelsäule erfordert das gesunde und geschmeidige Funktionieren aller Rumpfmuskeln entlang der Wirbelsäule. Die Schwingung trägt dazu bei, die Bandscheiben und Bänder zu ernähren, was für den Erhalt einer biegsamen und jugendlichen Wirbelsäule wichtig ist. Vielleicht haben Sie schon einmal das alte Sprichwort »Man ist so jung wie seine Wirbelsäule« gehört? Nun, das ist wahr! Und da kommt das Schwingen ins Spiel.

Die folgende einfache, aber sehr wirkungsvolle Übung können Sie machen, wenn Sie im Büro eine kurze Pause brauchen. Sie setzen sich auf Ihren Sitzbeinhöckern auf einen Stuhl. Lassen Sie nun Ihre Wirbelsäule von Seite zu Seite schwingen wie eine Weide im Wind. Das mobilisiert Ihre Wirbel und schafft Platz für die Bandscheiben. Der restliche Körper entspannt sich und antwortet einfach auf diese Bewegung. Achten Sie besonders darauf, Nacken und Hals zu entspannen. Als Nächstes beugen Sie Ihre Wirbelsäule nach vorn, dann setzen Sie sich wieder zurück auf Ihre Sitzhöcker und ziehen das Steißbein unter sich ein. Diese einfache Bewegung versorgt Ihr Bindegewebe mit Feuchtigkeit, während Sie gleichzeitig einen Energieschub bekommen.

Eleganter Hals

Schlüsselbein, Hals, Kiefer, Gesicht und Kopf

Heute werden wir Ihren Kopf und Hals hoch aufrichten, sodass Sie größer und anmutiger aussehen. Nachdem Sie sich die letzten neun Tage durch Ihren ganzen Körper gearbeitet haben, können jetzt schließlich auch Kopf und Hals, in denen sich oft sehr viel Anspannung ansammelt, eine neue Freiheit gewinnen. Durch die folgenden Übungen werden Ihnen Verspannungen und überflüssiger Stress in diesem Bereich bewusst werden. Wir werden Hals und Kopf wieder stärker vertikal ausrichten, indem die heutzutage so verbreitete nach vorn gebeugte Haltung rückgängig gemacht wird. Durch die Übungen werden Sie auch mehr Bewegungsfreiheit in Kopf, Hals und Unterkiefer bekommen, und im Hals werden Tonus, Stärke und Länge wiederhergestellt, während Unterkiefer und Gesicht entspannt werden – denn all das geht mit dem Alter bei vielen verloren.

Der Hals ist der Körperteil, an dem man einer Frau oft ihr Alter ansieht, egal wie jugendlich wir uns sonst auch durch großen Fleiß gehalten haben. Gegen einen alt aussehenden Hals werden wir vorgehen, indem wir Bewegungen ausführen, die Elastizität im Hals, im Gesicht und im Kiefer verbessern und erhalten. Gesteigerte Flexibilität und ein verbesserter Tonus im Hals können Sie um Jahre jünger aussehen und *sich fühlen* lassen!

Alles, was wir heute lernen, wird Ihnen nachhaltig helfen, denn Sie werden entdecken, wie Sie Kopf, Hals und Gesicht richtig halten und ausrichten und Verspannungen darin lösen. Das gewonnene Bewusstsein verhilft zu einer Stärke in diesem Bereich, die die Haltung verbessert, Strtess abbaut und Ihnen ein jugendlicheres und selbstbewussteres Aussehen und Gefühl verleiht.

WARM-UP

Den Nacken rollen

→ Auf der Rolle sitzend die Arme hinter den Rücken bringen und die Hände verschränken. Die Fingerknöchel nach unten zur Matte drücken.

→ Mit der Einatmung den Kopf nach rechts rollen, mit der Ausatmung nach links.

→ Als Nächstes sich vorstellen, dass auf der Nase ein Bleistift sitzt, und damit einen Kreis zeichnen. Währenddessen einmal ein- und ausatmen. Anschließend die Bewegung in die entgegengesetzte Richtung ausführen.

Achtmal auf jeder Seite und in jede Richtung (im und gegen den Uhrzeigersinn) wiederholen.

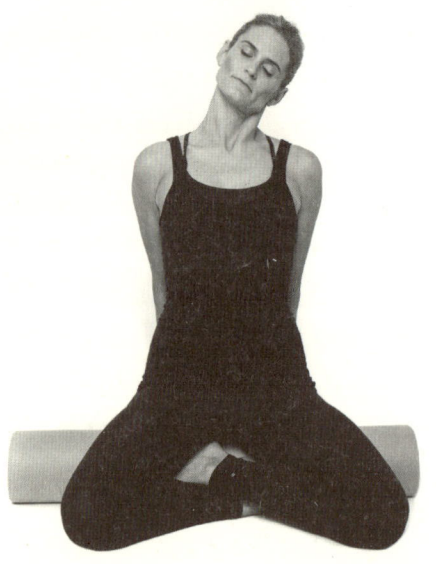 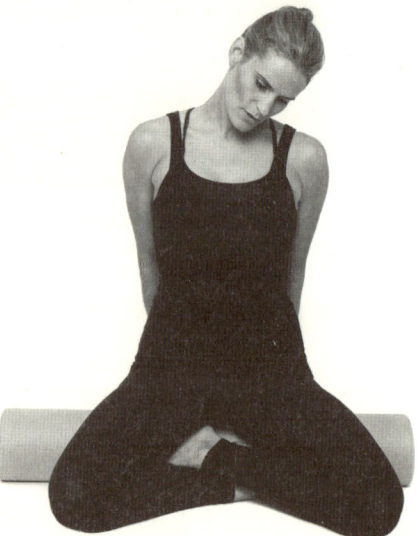

GLÄTTEN

Halsmassage

→ In Rückenlage die Rolle unter dem Hals im Übergangsbereich zum Kopf platzieren. Mit den Händen beide Rollenenden greifen, um die Arme zu strecken und die Rolle stabil zu halten.

→ Mit der Einatmung den Kopf nach links drehen und spüren, wie die Rolle sanft den Hals massiert.

→ Mit der Ausatmung den Kopf zurück zur Mitte drehen.

→ Mit der nächsten Einatmung den Kopf nach rechts drehen, mit der Ausatmung wieder zur Mitte.

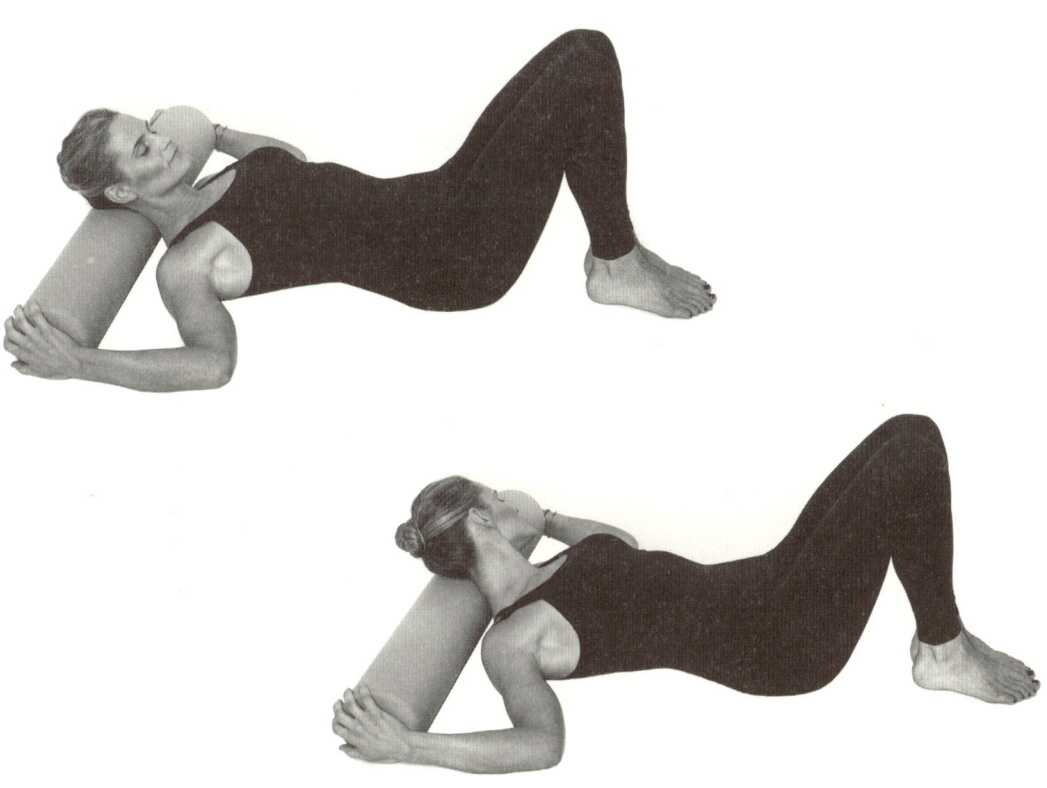

Schlüsselbein-Ausrichtung

→ Die Rolle unter den oberen Rücken legen, die Arme hinter die Rolle bringen. Die Ellbogen sind gebeugt, die Handflächen zeigen nach oben. Die Knie anziehen und die Füße nebeneinander aufstellen.

→ Beim Ausatmen gleichzeitig die Knie nach links sinken lassen und nach rechts schauen.

→ Beim Einatmen wieder zur Mitte kommen. Ausatmen und dabei die Knie nach rechts sinken lassen und nach links schauen. Einatmen und zurück zur Mitte kommen.

Achtmal wiederholen.

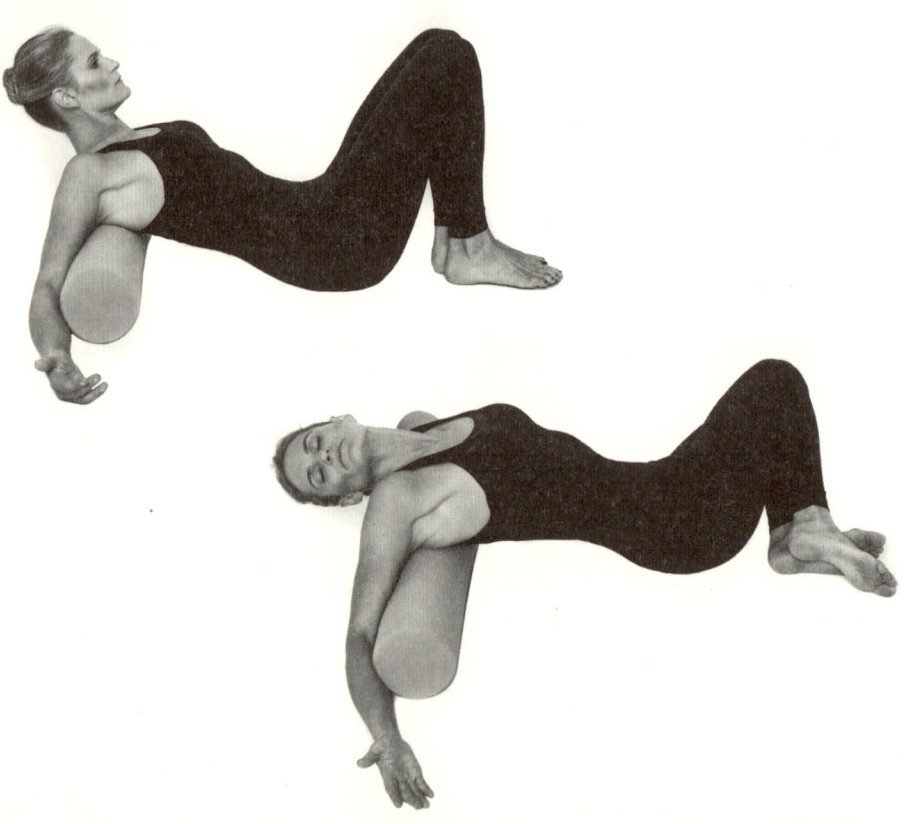

UMFORMEN

Meerjungfrau

→ Im Sitzen das rechte Schienbein vor sich platzieren und das linke Schienbein zur linken Seite ausstrecken, sodass der rechte Fuß am linken Oberschenkel anliegt. Die Rolle rechts vor sich positionieren und die Handflächen auflegen. Oberkörper und Kopf anheben.

→ Beim Einatmen die Rolle die Unterarme hinauf bis unter die Ellbogen rollen.

→ Beim Ausatmen wieder in die Ausgangsposition zurückrollen.

Fünfmal wiederholen, dann die Seite wechseln.

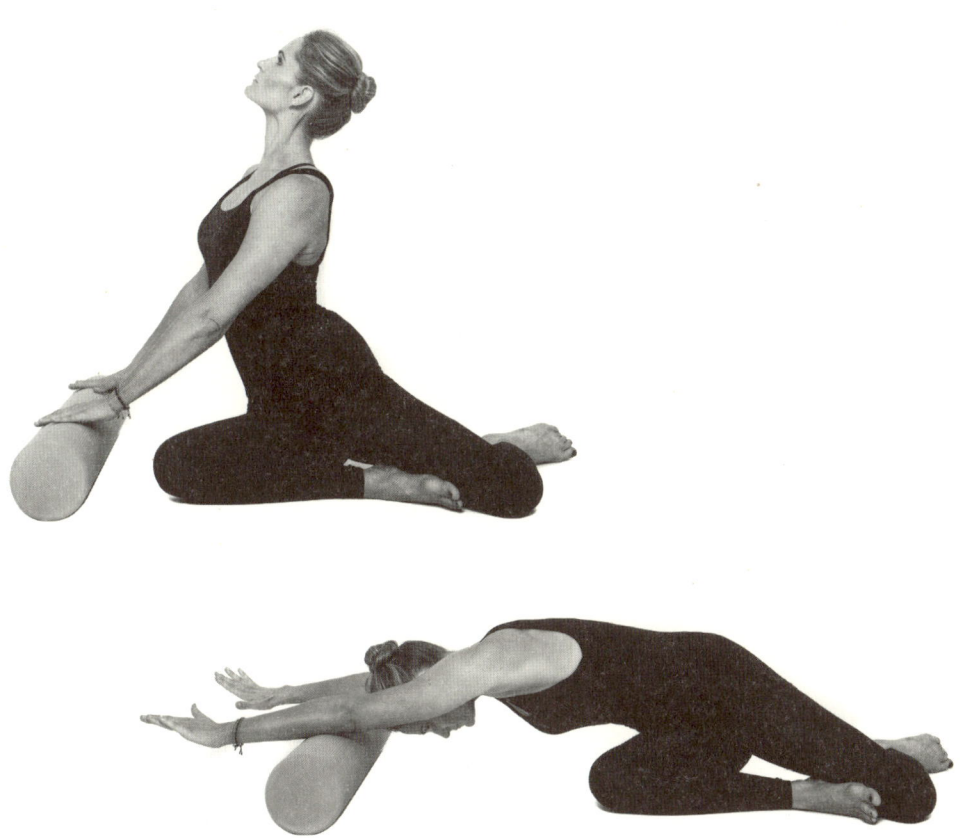

Seestern

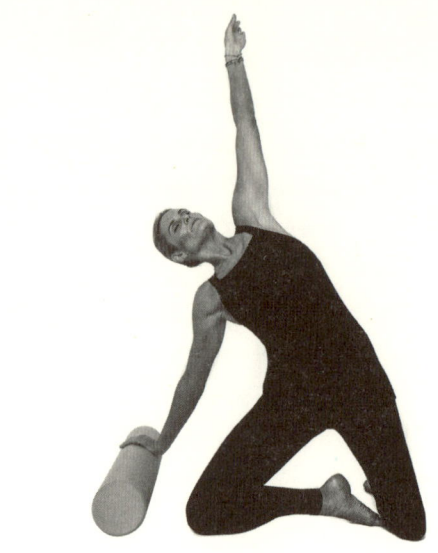

→ Auf den Sitzbeinhöckern auf der Matte sitzen. Das rechte Schienbein vor sich platzieren und das linke Schienbein zur linken Seite ausstrecken, sodass die Knie auf einer Linie liegen. Die Rolle rechts von sich positionieren und die Handfläche der rechten Hand auflegen.

→ Die Rolle stabil halten, die Hüften nach oben und vorn heben, während der linke Arm nach oben und hinten ausgestreckt wird. Mit dem Blick dem Arm folgen, dabei den Hals lang machen.

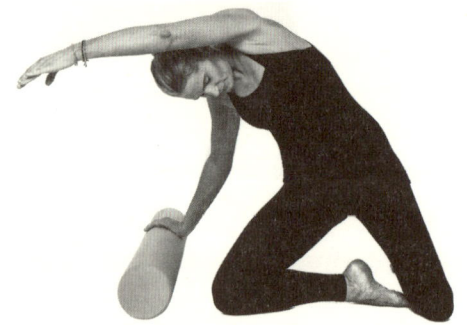

→ Mit dem Einatmen langsam die Hüften wieder nach unten senken, das Kinn zur Brust ziehen und den linken Arm nach vorn in Richtung der Rolle führen.

Sechsmal wiederholen, dann die Seite wechseln.

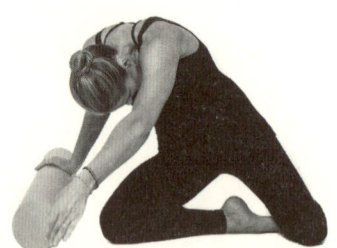

116

Auswirkungen auf den Körper

→ Erhöht die Mobilität und den Bewegungsradius im Hals.

→ Tonisiert und unterstützt die Halsmuskeln.

→ Entspannt die Halswirbel.

→ Verhilft zu einem längeren und eleganteren Hals.

BEWEGUNGS-NEUSTART

Achten Sie heute beim Gehen ganz genau darauf, wie Sie Ihren Hals halten. Fühlen Sie irgendwo Verspannungen oder Verfestigungen in den Muskeln des Halses, des Gesichts, des Kopfes, des Unterkiefers? Beißen Sie die Zähne zusammen, oder fühlt es sich in einem dieser Bereiche verspannt an?

Nun stellen Sie sich vor, dass Ihr Hals eine Feder ist und Ihr Kopf darauf herumwackelt wie bei einer dieser Wackelfiguren. Versuchen Sie, ob Sie Ihren Unterkiefer ganz schlaff werden lassen können, während Sie laufen oder am Computer tippen, lassen Sie auch Ihre Zunge locker vom oberen Gaumen nach unten sinken. Ich würde darauf wetten, dass Sie sofort merken, wie Ihre Stimmung sich bessert. Und ich sage Ihnen etwas, worüber Sie gleich noch glücklicher sein werden: Wenn Sie Ihre Kopfbereiche auf diese Art entspannen, trägt das zu einer Verminderung von Gesichtsfalten bei.

Achten Sie auch darauf, ob Sie in einer hektischen oder psychisch angespannten Situation mit nach vorn gestrecktem Kopf gehen, wie es viele tun. Pausieren Sie eine Sekunde und stellen Sie wieder den entspannten Zustand her, in dem Ihr Kopf in der Vorstellung auf einer Feder hin und her wackelt.

Unser Körper ist eine erstaunliche Maschine. Derartige Korrekturen mögen sich anfangs merkwürdig anfühlen, aber wenn Sie sich die Zeit nehmen, immer wieder diesen natürlichen, entspannten Zustand herbeizuführen, dann entwickelt Ihr Gehirn irgendwann neue Nervenbahnen und damit eine gesündere Art, auf das tägliche Leben zu reagieren. Ihr Körper ist dann besser ausgerichtet und entspannter.

Ein ausgerichtetes Leben

Im zweiten Teil des Programms wollen wir uns stärker die Beziehung zwischen Geist und Körper bewusst machen. Deshalb folgt an dieser Stelle zunächst einmal ein Ruhetag zur Entspannung. Es geht bei diesen Übungen darum, eine Balance in Ihr Leben zu bringen, indem Sie neue Möglichkeiten erlernen, ungesunde Gewohnheitsmuster sowohl in Bezug auf den Körper als auch den Geist abzulegen. Durch einen anderen Umgang mit Ihrem Körper werden Sie in der Lage sein, dieses neue Selbstgefühl den ganzen Tag über in sich zu tragen und auf andere Lebensbereiche auszudehnen. In der Einführung zu jedem Tag stehen einige Fragen, die Ihnen die Möglichkeit geben, sich stärker mit Ihrem Inneren zu verbinden. Dadurch können Sie zu mehr emotionaler Klarheit finden und Gefühlsballast loslassen, der Sie bedrückt. Durch eine veränderte Einstellung und Wahrnehmung in Bezug auf sich selbst und die Welt um Sie herum werden Sie neue innere Ressourcen entdecken. Der an die Übungen anschließende Moment der Selbstfürsorge wird Ihnen helfen, sich für einen Moment aus der Außenwelt zu lösen und sich Ihrem eigenen inneren Kompass zuzuwenden.

Darüber hinaus tauchen wir noch tiefer in die Wahrnehmung des eigenen Körpers ein und verstärken weiterhin Geschmeidigkeit, Tonus und Leichtigkeit der Bewegungen. Wir entwickeln ein tieferes Bewusstsein und eine Wertschätzung unseres Körpers und seines Ausdrucks in der Welt.

TAG 11

Ruhetag

In den letzten zehn Tagen haben Sie sich neue Bewegungsmuster angewöhnt, die sehr positive körperliche Auswirkungen haben werden. Sicher entwickeln Sie auch schon eine größere Wertschätzung für Ihren wunderbaren Körper und ein gesteigertes Bewusstsein für sein Funktionieren und seine Haltung. Und Sie fühlen bestimmt auch langsam, wie alles darin zusammenhängt, sie spüren den Körper im dreidimensionalen Raum und verstehen mehr und mehr, wie er durch die Schwerkraft, durch Anspannung und täglichen Stress beeinflusst wird.

Nach all der zielgerichteten Arbeit ist heute ein Ruhetag. Ihre einzige Aufgabe ist es, sich zu entspannen. Nehmen wir uns heute die Zeit, um einfach nur da zu sein, ganz ohne irgendwelche Anstrengungen. Sie haben bestimmt auch schon einmal gehört, wie vor einem Flug bei den Sicherheitsvorführungen gesagt wird, dass wir unsere eigene Sauerstoffmaske aufsetzen sollen, bevor wir im Notfall anderen – auch unseren eigenen Kindern – helfen. Das ist eine perfekte Veranschaulichung von Selbstfürsorge. Wenn wir nicht für uns selbst sorgen, werden wir niemals wahrhaft für andere da sein können.

Wir beginnen die Ausführungen zur Selbstfürsorge an einem Ruhetag, tatsächlich sollte jedoch an jedem Tag irgendeine Art von Selbstfürsorge in Ihr Leben integriert sein – *gerade* an den Tagen, an denen Sie *keine* Ruhe haben. Selbstfürsorge muss nicht viel Zeit in Anspruch nehmen. Aber sie ist von grundsätzlicher Bedeutung für Ihr eigenes Wohlergehen, Ihre Beziehungen zu anderen Menschen und Ihr ganzes Leben. Sich Selbstfürsorge zukommen zu lassen sendet die Botschaft an Sie und Ihren Körper, dass Sie wertvoll sind. Und wenn Sie diese Botschaft verinnerlichen, werden Sie feststellen, dass Sie Entscheidungen treffen – kleine und große –, die Ihre wirklichen Bedürfnisse unterstützen, anstatt sich nach den Erwartungen anderer zu richten. Will man da nicht gleich tief aufatmen?

Um Selbstfürsorgerituale zu genießen und von ihnen zu profitieren, muss man mit allen fünf Sinnen wahrnehmen, wie es sich anfühlt, gut zu sich selbst zu sein. Selbstfürsorgezeit ist eine Art Spielzeit oder ein Rückzug aus dem Alltagsleben, und es geht dabei einzig und allein um Ihre eigene Freude. Es ist so wichtig, dass Sie sich die Zeit nehmen, »den Stecker zu ziehen«, den Moment zu fühlen, der ständigen Geschäftigkeit des Lebens zu entkommen, aus dem Hamsterrad auszusteigen, auf Ihre innere Führung zu hören und sich selbst täglich zu verwöhnen. Wir haben alle verschiedene Methoden, um zur Ruhe zu kommen und uns zu regenerieren, daher ist mein Auftrag an Sie

nur, es auf die Art zu tun, die bei Ihnen am besten funktioniert. Hier sind ein paar Vorschläge:

→ Sich einen gesunden Smoothie zubereiten
→ Über einen Bauernmarkt schlendern
→ Sich am Ende des Tages ein Glas Wein einschenken
→ Ein Salzbad nehmen (siehe Seite 173)
→ Meditieren
→ Musik hören
→ Im Garten arbeiten
→ Lachen
→ Einen Nachmittagsschlaf halten
→ Sich eine Pediküre gönnen

Was auch immer Sie für sich selbst wählen, fragen Sie sich vor Ihrer Entscheidung, woran Sie wirklich Freude haben und wobei Sie sich am besten entspannen und den Alltag vergessen können.

Zurückschauen, um weiterzugehen

Ein Teil der Selbstfürsorge ist auch, dass Sie anerkennen, was Sie bereits Gutes für sich selbst getan haben. Und die Mitte des Programms ist ein geeigneter Zeitpunkt, um auf das zurückzublicken, was Sie in den letzten zehn Tagen schon erreicht haben. Nehmen Sie sich heute fünf bis zehn Minuten Zeit, setzen Sie sich hin und machen Sie ein paar Notizen, wie Sie sich mit Ihrem Körper fühlen. Haben Sie ein anderes Körperbewusstsein, sind Sie besser mit Ihrem Körper verbunden, fühlen Sie sich stärker in Harmonie mit ihm? Genießen Sie das neue Wissen über Ihren wunderbaren Körper? Bemerken oder fühlen Sie positive körperliche Veränderungen? Oder vielleicht auch emotionale oder mentale? Notieren Sie alle körperlichen, emotionalen und mentalen Veränderungen (große und auch kleine!), die Sie seit Beginn dieses Programms bemerkt haben.

Verbinden Sie sich mit Ihrer Inspiration

Brust, Schultern und Arme

Nachdem Sie daran gearbeitet haben, Brust, Rippen, Zwerchfell, Schultern, Arme und Lungen zu öffnen und dabei besser aufgerichtet zu stehen, wollen wir uns jetzt eingehender damit beschäftigen, wie dieser Körperbereich Sie auf emotionaler Ebene beeinflusst. Natürlich geht es weiterhin um Ihren Körper und Ihren Atem. Aber von heute an möchte ich Sie bitten, sich den Atem einmal nicht nur als Mittel zum Inhalieren von Sauerstoff vorzustellen, sondern als hauptsächliche Methode, um sich einerseits mit Lebenskraft und Inspiration zu füllen und andererseits loszulassen und Stress abzubauen. Atmen Sie während der Bewegungen ganz ruhig und tief ein und aus, um diese neuen, vielschichtigen und bedeutenden Atemmuster in Ihrem täglichen Leben zu verankern, bis sie Ihnen zur zweiten Natur werden. (Vielleicht möchten Sie jetzt noch einmal die »Regenschirm-Atmung« (Seite 43 probieren?)

Fragen Sie sich bei den folgenden Übungen: *Was inspiriert mich wirklich? Was begeistert mich?* Und fragen Sie sich auch das Gegenteil: *Was belastet mich und drückt mich nieder?* Ich empfehle Ihnen, heute und die restlichen Tage dieser zehn Sequenzen Ihre Antworten in ein Tagebuch zu schreiben. Das wird Sie in der Zukunft inspirieren und Ihnen verdeutlichen, wie weit Sie am Ende dieses Programms gekommen sind.

WARM-UP

Armkreisen im Liegen

→ Lang auf der Rolle liegen, die Wirbelsäule ist vom Kopf bis zum Steißbein gestützt. Die Arme zur Seite ausstrecken, sodass eine T-Form entsteht. Die Handflächen zeigen nach oben, die Brust ist geweitet.

→ Mit einer tiefen Einatmung die Lunge dehnen, dabei die Arme parallel zum Boden über den Kopf bringen.

→ Mit der Ausatmung die Arme nach oben zur Decke strecken und dann hinunter neben die Hüften.

Achtmal wiederholen.

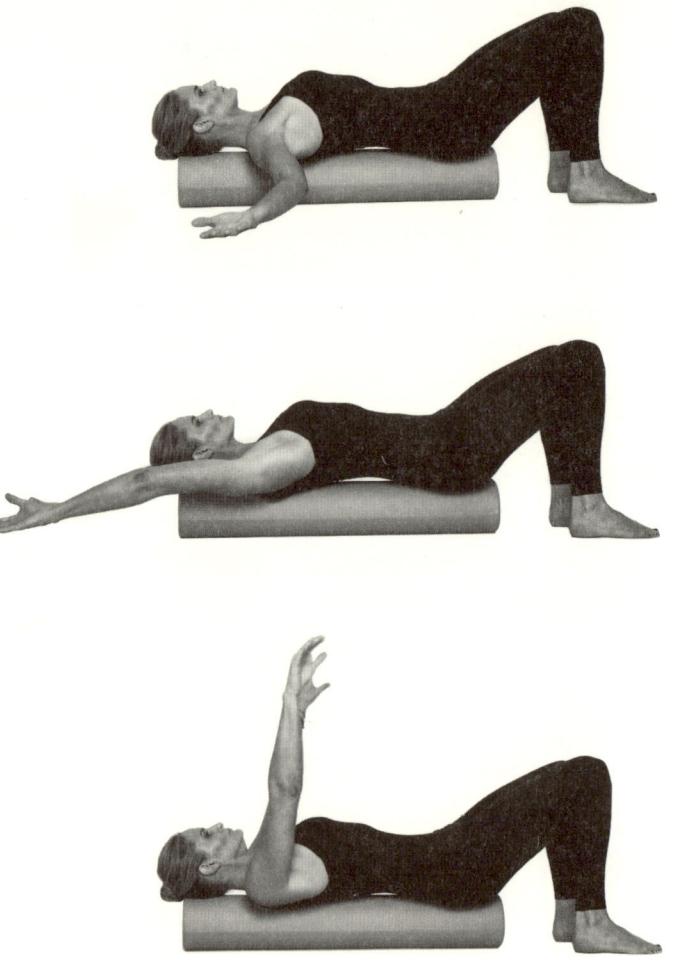

GLÄTTEN

Die Knoten wegrollen

→ Mit dem Rücken auf der Rolle liegen, die Rolle liegt quer unterhalb der Schulterblätter. Die Hände locker hinter dem Kopf verschränken, um Kopf und Hals abzustützen.

→ Die Füße in den Boden drücken und mit der Einatmung über den oberen Rücken und die Schulterblätter bis zum Ende der Schulterblätter rollen.

→ Beim Ausatmen bis zum Ende der Rippen nach unten rollen und die Wirbelsäule massieren. Nicht auf dem unteren Rücken hin und her rollen, weil das zu starken Druck auf die Wirbel und Bandscheiben ausüben könnte.

Acht- bis zehnmal wiederholen.

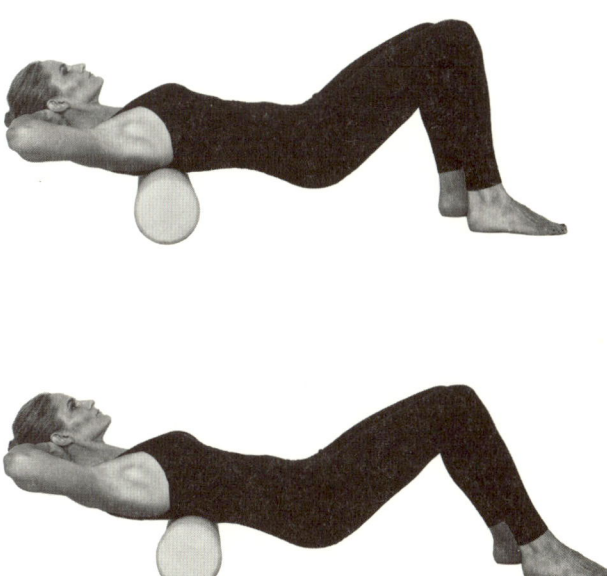

Zwerchfellentlastung mit Organmassage

→ In Rückenlage die Rolle unter dem unteren Rand der Schulterblätter platzieren. Die Finger locker hinter dem Kopf verschränken, um Kopf und Hals abzustützen. Die Füße stehen hüftbreit am Boden, die Knie sind gebeugt.

→ Mit dem Einatmen die Brustwirbelsäule (den mittleren bis oberen Rücken) über die Rolle nach hinten beugen.

→ Mit dem Ausatmen Beine und Hüften nach links drehen, um die Organe zu massieren.

→ Einatmen und dabei die Knie wieder zur Mitte führen. Dann das Senken der Knie auf der anderen Seite ausführen.

Acht- bis zehnmal wiederholen.

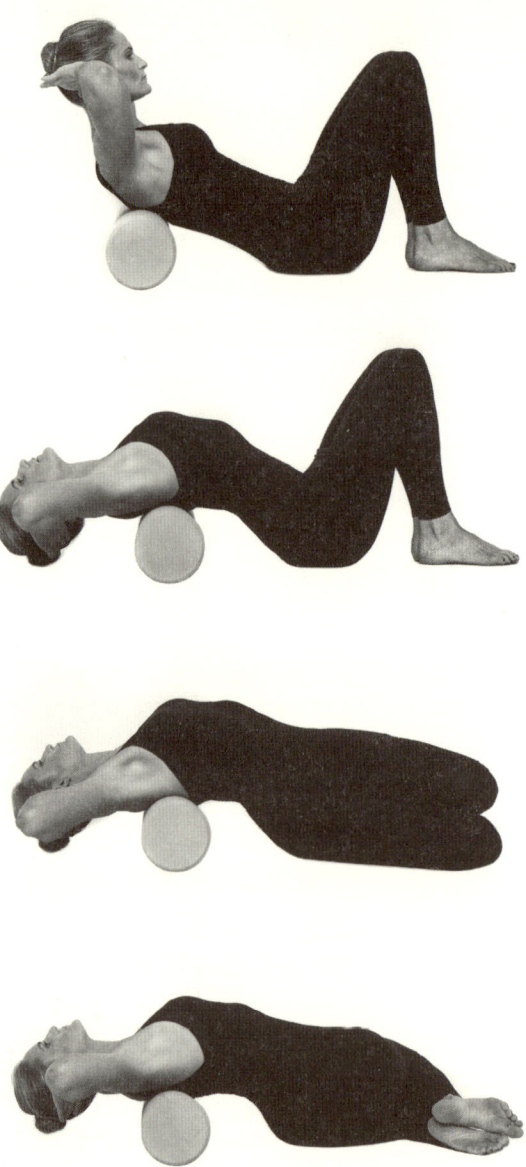

UMFORMEN

Rollender Schwan mit Armbeugen

→ Auf dem Bauch auf die Matte legen, die Arme sind mit nach oben weisenden Daumen lang nach vorn ausgestreckt, die Rolle ist unter dem Ellbogen platziert. Die Fersen vom Herzen wegdrücken, dabei spüren, wie sich die Energie in entgegengesetzte Richtungen ausbreitet und die Wirbelsäule sich dehnt.

→ Beim Einatmen die Rolle auf sich zurollen, dabei die Wirbelsäule strecken und Kopf und Oberkörper heben, während die Schultern nach hinten ziehen. Das Gesäß die ganze Zeit entspannt halten, damit sich der untere Rücken beim Hochkommen nicht verklemmt. Bauchmuskeln nach oben und innen ziehen, um den Rücken zu unterstützen und die Vorderseite des Körpers zu dehnen.

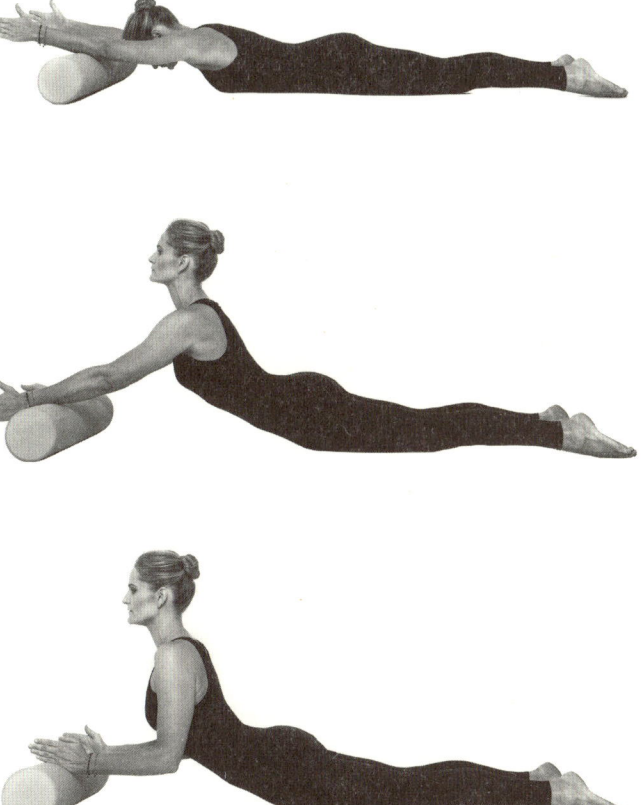

→ In dieser gestreckten Position und mit nach unten gezogenen Schultern beim Ausatmen die Ellbogen zu sich heranziehen. Weiter gestreckt bleiben und beim Einatmen die Arme wieder strecken. Armbeugen sechsmal wiederholen.

→ Beim nächsten Ausatmen langsam mit etwas Widerstand in die Ausgangsposition zurückkehren.

Achtmal wiederholen.

Roll-over mit Armpresse

→ Rückenlage auf der Matte, die Rolle ist unter dem Kreuzbein platziert, sodass die Hüften auf der Rolle liegen, die Beine sind gerade zur Decke gestreckt. Die Hände auf die Rolle legen und die Ellbogen leicht beugen, um Schultern und Brust zu öffnen und den Trizeps zu aktivieren.

→ Einatmen und die Beine um 45 Grad zum Oberkörper senken, dabei stark mit dem Rumpf arbeiten, um den unteren Rücken zu entlasten.

→ Ausatmen und die Beine über den Kopf nach hinten bringen, der Körper ist in der Luft, die Bauchmuskeln und rückseitigen Oberschenkelmuskeln sind aktiv.

→ Beim nächsten Einatmen den Körper mit aktivem Trizeps bis auf halben Weg zum Boden senken, wobei die Wirbelsäule gedehnt wird.

→ Mit dem Ausatmen in die Ausgangsposition zurückkehren.

Sechsmal wiederholen.

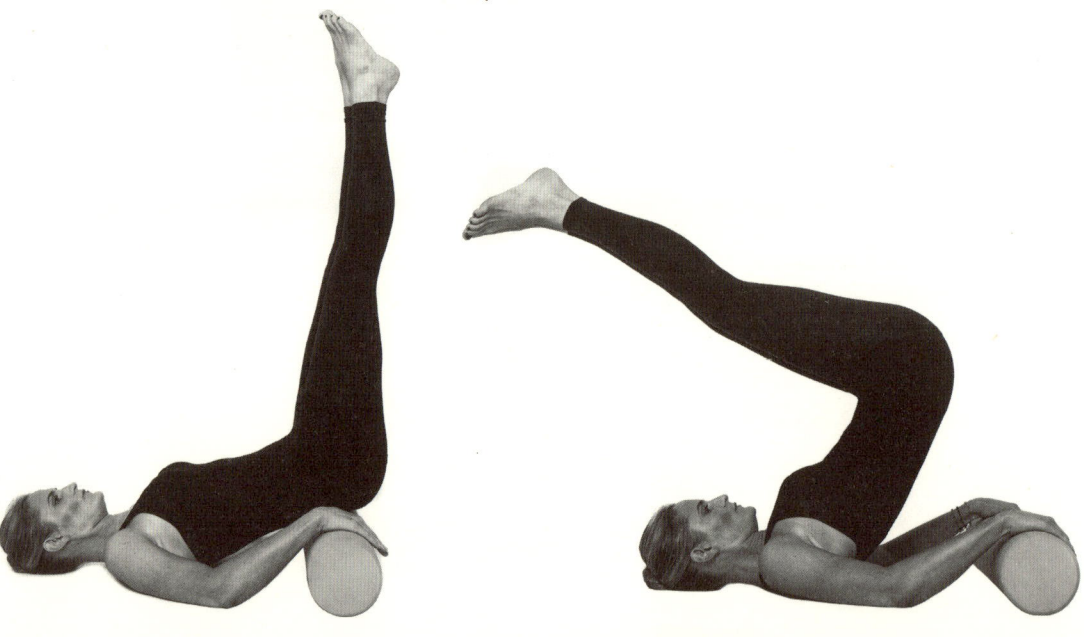

Tipp für Ihre Gesundheit: Die Schultern formen

Auf halbem Weg abwärts und auf halbem Weg aufwärts im aktiven Teil der Übung in der Position zu bleiben öffnet die Vorderseite der Schultern und modelliert die Muskeln an der Rückseite des Oberarms.

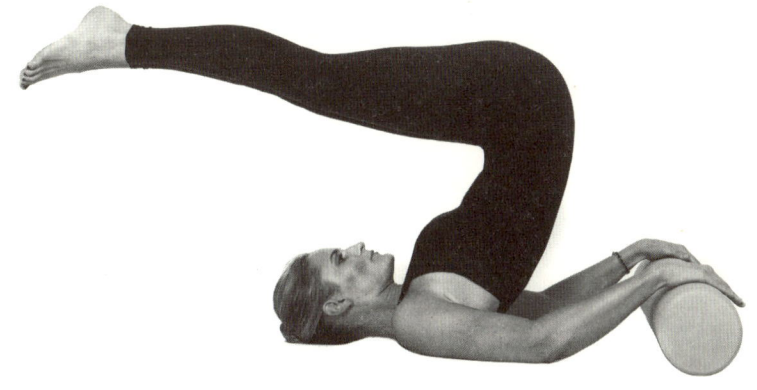

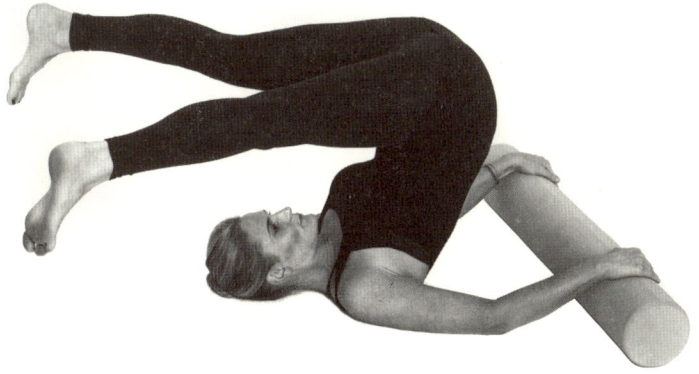

Trizeps-Dip mit Rolle

→ Im Sitzen auf der Matte die Rolle hinter sich platzieren. Die Hände schulterbreit voneinander entfernt fest auf der Rolle aufsetzen, die kleinen Finger sind außen. Die Füße in die Matte drücken und das Gesäß heben. Die Brust öffnen, den Nacken langmachen und die Schultern zurückziehen.

→ Die Knie hochziehen, sodass die Fersen hüftbreit darunterstehen. Die Fersen fest in die Matte drücken, die Hüften heben und die Arme strecken, aber die Ellbogen nicht blockieren.

→ Die Rolle stabil halten und mit aktiviertem Rumpf und offener Brust (keinen runden Rücken machen) einatmen und dabei langsam die Arme beugen.

→ Beim Ausatmen Arme wieder strecken, ohne die Ellbogen zu blockieren.

Zehnmal wiederholen.

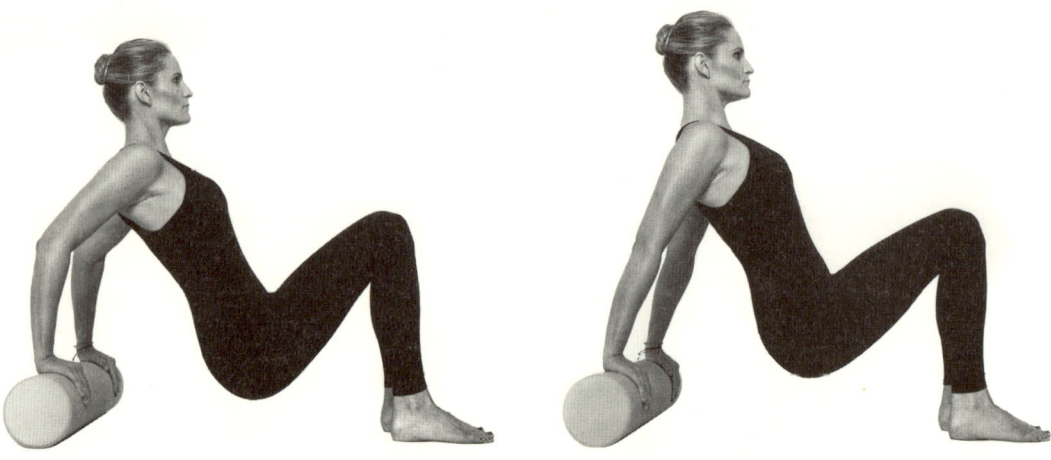

Emotionale Auswirkungen

→ Verbessert die Fähigkeit, mit Stress umzugehen.

→ Trägt zu einem offeneren Herzen bei.

→ Macht zuversichtlich.

→ Nimmt einem »das Gewicht der Welt« von den Schultern.

→ Hilft dabei, sich selbst besser zu spüren.

→ Stärkt die Verbindung zu dem, was einen inspiriert.

Moment der Selbstfürsorge

Schreiben Sie eine Glücksliste! Nehmen Sie sich ein paar Minuten nur für sich und schreiben Sie eine Liste mit all den Dingen, die Sie glücklich machen. Dann listen Sie all die Dinge auf, die Sie täglich tun. Vergleichen Sie die beiden Listen und korrigieren Sie sie entsprechend. Bewahren Sie Ihre Glücksliste an einem Ort auf, zu dem Sie ständig Zugang haben. Setzen Sie sich zum Ziel, die Dinge von Ihrer Glücksliste regelmäßig in Ihr tägliches Leben aufzunehmen.

TAG 13

Finden Sie Ihr Fundament

Füße, Fußgelenke und Unterschenkel

Abgesehen davon, dass Sie in dieser Sequenz den unteren Körperbereich neu ausrichten und umformen, geht es hier auch um die Vorstellung, auf Ihren eigenen zwei Füßen zu stehen. Denken Sie an jemanden, den Sie kennen, der bodenständig, zentriert, ruhig und geerdet ist. Geerdete Menschen sind im Allgemeinen charismatischer, organisierter, achtsamer, praktischer, erfolgreicher und realistischer. Wenn Menschen körperlich geerdet und präsent sind, sind sie meist auch emotional geerdeter und ziehen naturgemäß auch mehr von dieser Energie in ihr Leben. Die erfolgreichsten und effizientesten Menschen sind geerdete Menschen, die in der Lage sind, Hektik zu vermeiden, bewusste Entscheidungen zu treffen, ihr Leben voll auszuschöpfen, im Moment zu leben, Ablenkungen und Drama zu vermeiden, sich von Menschen mit negativer Ausstrahlung und von Dingen und Aktivitäten, die wertvolle Zeit verschwenden, zu trennen oder diesen gleich ganz aus dem Weg zu gehen.

Achten Sie von nun an in Ihrem täglichen Leben beim Gehen auf Ihre Füße und spüren Sie, wie alle 26 Knochen im Fuß ihre Arbeit tun, damit Sie geerdet bleiben. Überantworten Sie dem hinteren Fuß die treibende Kraft, um Sie vorwärtszubewegen.

Fragen Sie sich während der heutigen Übungen: *Wie geerdet fühle ich mich in der Welt – finanziell, emotional, körperlich und spirituell? Wenn ich in stressige Situationen gerate, werde ich hysterisch oder bleibe ich ruhig, weil ich weiß, dass das Leben ist, als würde man auf Wellen reiten – manchmal wird man eben von einer umgeworfen? Sehe ich Missgeschicke im Leben als Wachstumsschübe, oder sorge ich mich nur darum, was andere in dem Moment denken oder sagen?*

WARM-UP

Mobilisation von Zehensehnen und Fußgelenk

→ Tief in die Hocke gehen, die Hände sind auf der Matte aufgestützt, die Ellbogen locker. Die Rolle unter die mittleren Schienbeine legen, die Zehen sind nach vorn gekrümmt und weit ausgebreitet. Die Fersen weisen nach hinten, sodass die Füße gut gestreckt sind. Die Schultern bleiben während der Übung nach unten gezogen.

→ Mit Einsatz der Füße vor- und zurückrollen, dabei werden die Füße gedehnt und die Schienbeine massiert.

Achtmal wiederholen.

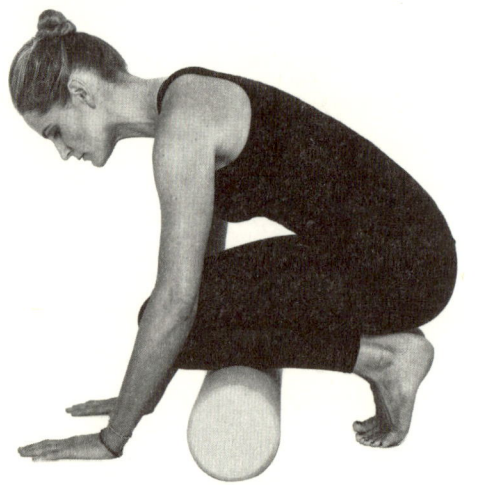 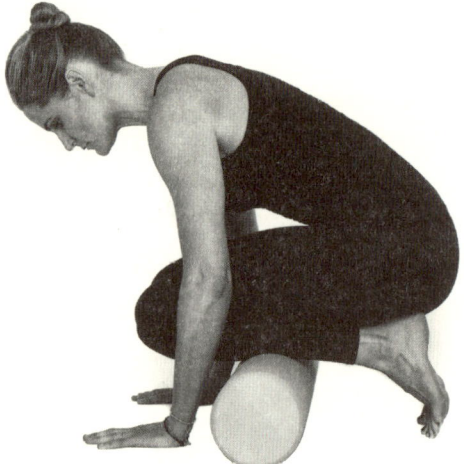

GLÄTTEN

Fuß auf Tennisball abrollen

→ Neben einer Wand oder einem stabilen Stuhl stehen, um sich stabilisieren zu können, und einen Tennisball unter die Ferse des linken Fußes legen.

→ Den Ball 30 Sekunden lang von der Ferse zu den Zehen und zurückrollen, dann die Seite wechseln. Mit sanftem Druck beginnen, nach und nach mehr Druck ausüben, um tiefer in die Faszien zu gehen und die Füße zu mobilisieren.

Viermal wiederholen.

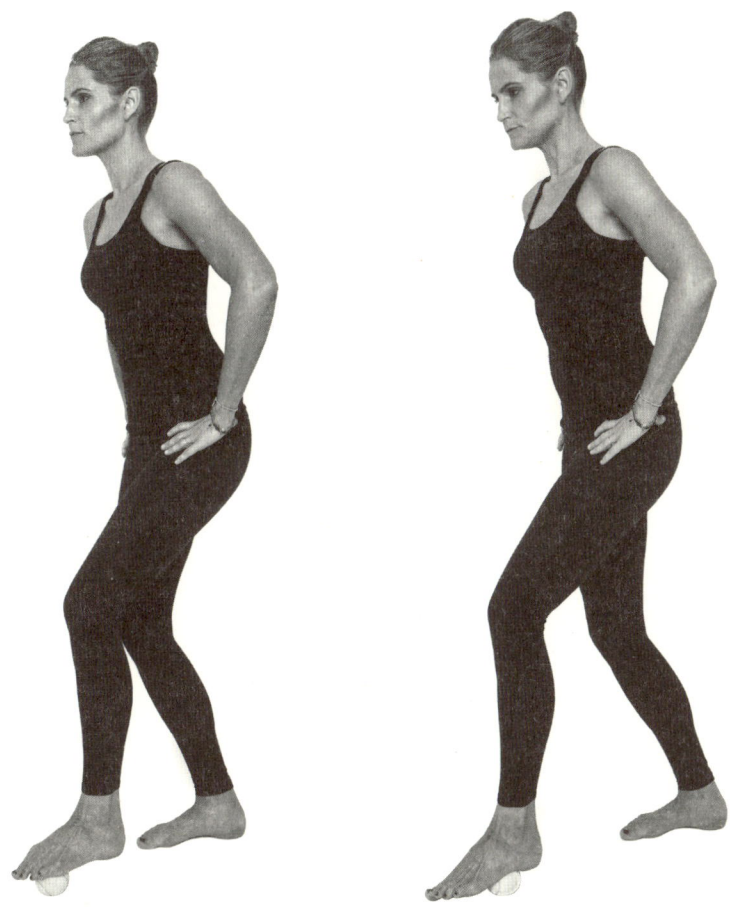

Schienbeinrolle

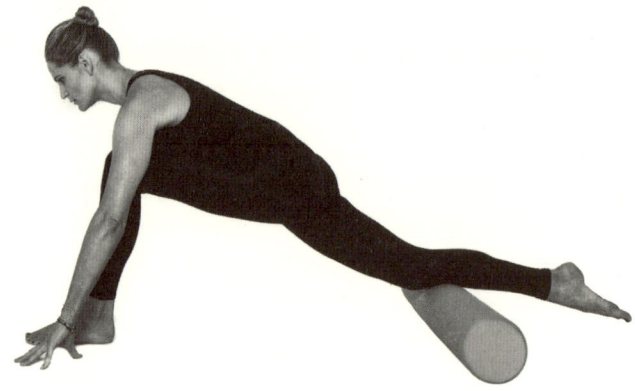

→ Auf der Matte in den knienden Ausfallschritt kommen, das rechte Bein vorn im 90-Grad-Winkel gebeugt. Die Rolle liegt unterhalb der Kniescheibe des linken Beins. Die Hände sind auf beiden Seiten des rechten Fußes etwas vor den Schultern aufgestellt.

→ Beim Einatmen den Körper zwischen den Armen nach vorn ziehen, das hintere Bein gerade strecken, während die Rolle sich das Schienbein abwärtsbewegt.

→ Ausatmen und in die Ausgangsposition zurückkehren.

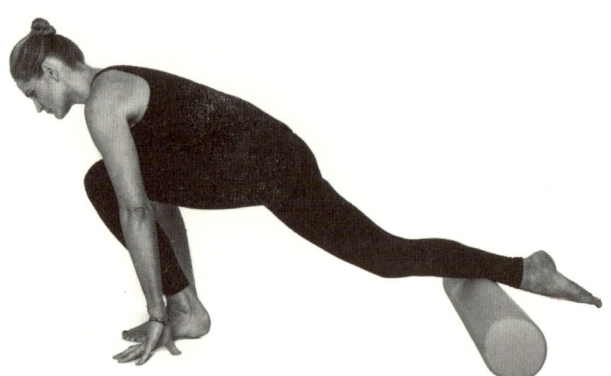

Acht- bis zehnmal wiederholen, dann die Seite wechseln.

Wadenrolle mit Rotation

→ Auf der Matte sitzen, die Beine eng zusammen, die Rolle liegt unter beiden Waden, dicht unterm Kniegelenk. Die Handflächen etwa 10 Zentimeter neben den Hüften
auf den Boden auflegen, die Finger zeigen
nach außen. Mit aufgestützten Händen das
Gesäß von der Matte heben, dabei die Waden auf der Rolle ausbalancieren. Schultern nach unten und hinten ziehen, keinen
Buckel machen.

→ Auf die Hände gestützt bleiben, Rumpfmuskeln einsetzen und mit der Ausatmung
langsam das Körpergewicht nach vorn bringen, sodass die Rolle kurz vorm Fußgelenk
stoppt. Beim Einatmen die Rolle langsam
wieder zurückziehen und kurz unterhalb
der Kniekehle die Übung beenden.

→ Die Fußspitzen nach innen zusammenfüh-
ren und die Rollbewegung wiederholen,
dieses Mal auf dem inneren Teil der Wade.

→ Dann die Fußspitzen nach außen drehen
und die Rollbewegung auf dem äußeren Teil
der Wade wiederholen.

→ Füße wieder parallel stellen und den Körper
zu Boden absenken.

Achtmal wiederholen.

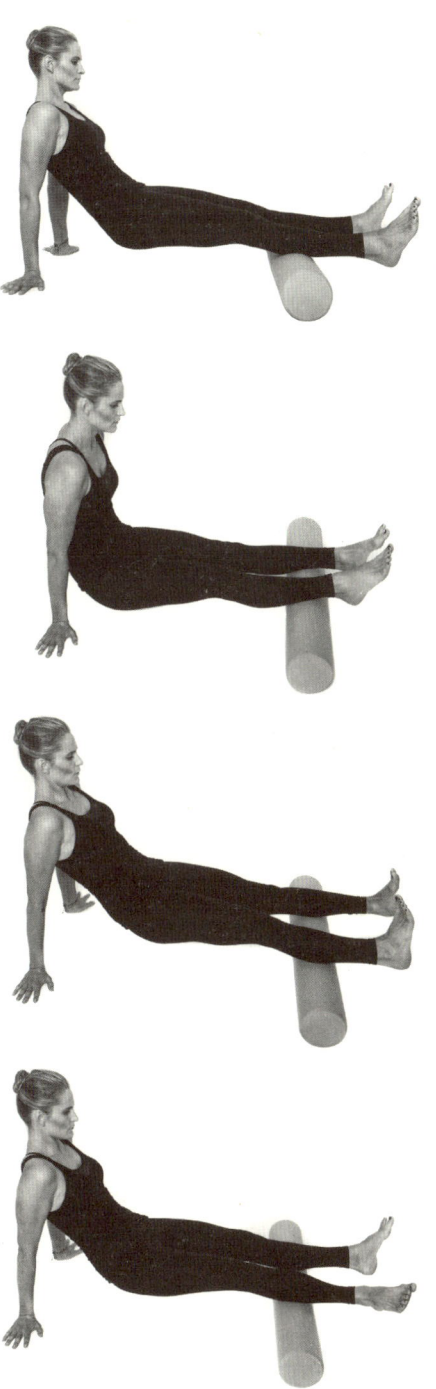

UMFORMEN

Liegestützrolle mit Fußeinsatz

→ Mit der Rolle unter den Händen in eine Liegestütz- oder Plankenposition kommen. Die Fersen nach hinten drücken, die Zehen ausbreiten und die Füße und Fußgewölbe gut strecken, während der ganze Rumpf und die Arme aktiv sind.

→ Mit der Einatmung das Gewicht nach vorn auf die Zehen bringen, während sich die Fersen heben und die Rolle nach vorn rollt und die Bauchmuskeln noch stärker aktiviert sind.

→ Mit der Ausatmung Fersen zurückbringen, Füße strecken, Rumpf aktivieren und mit Einsatz von Bauchmuskeln und Füßen die Rolle wieder zurückdrücken.

Zehnmal wiederholen.

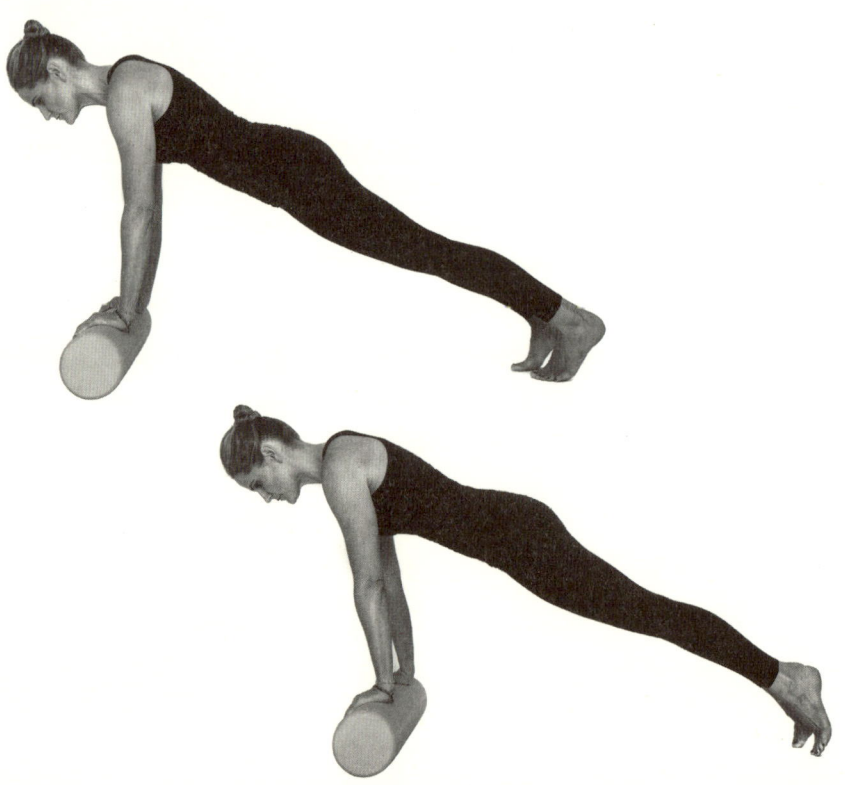

Brücke mit Fußrolle

→ Mit angewinkelten Knien auf dem Rücken liegen und die Rolle unter den Fußgewölben platzieren. Die Arme sind seitlich neben dem Körper ausgestreckt.

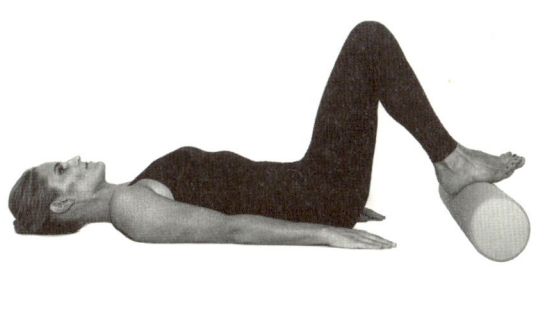

→ Beim Einatmen langsam vom Steißbein aus Wirbel für Wirbel nach oben rollen und beim Ausatmen die Wirbelsäule weiter bis zur Brückenposition heben.

→ Beim nächsten Einatmen die Rolle ein paar Zentimeter zu sich hin rollen und beim Ausatmen die Rolle ein paar Zentimeter zurückdrücken. Diese Bewegung achtmal wiederholen.

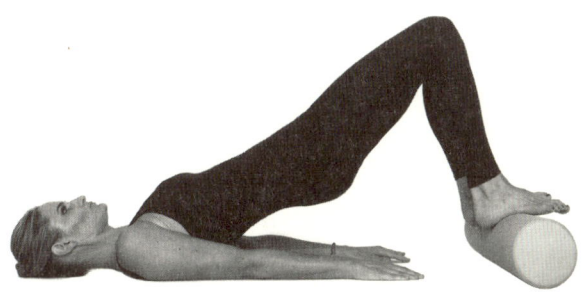

→ Beim letzten Ausatmen die Wirbelsäule Wirbel für Wirbel wieder nach unten ablegen und die Beine vor sich ausstrecken.

Achtmal wiederholen.

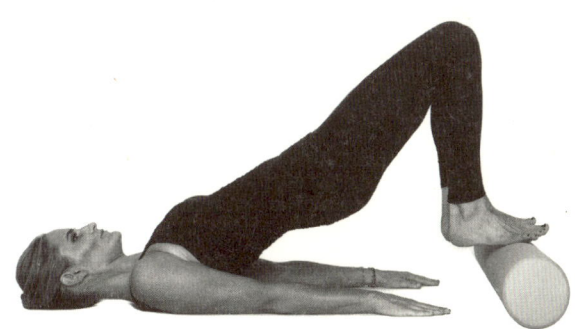

Emotionale Auswirkungen

→ Hilft Ihnen, sich geerdeter und ruhiger zu fühlen.

→ Erzeugt ein Gefühl des Friedens im gegenwärtigen Moment.

→ Steigert das Körper-Geist-Bewusstsein.

→ Verbessert die Fähigkeit, mit Stress umzugehen.

→ Erhöht das Selbstwertgefühl.

→ Trägt zur Verminderung von Ängsten bei.

Moment der Selbstfürsorge

Am Strand oder auf Gras barfuß zu gehen kann die Verbindung zu Ihrer Mitte und zur Erde fördern. Das Barfußlaufen hilft dabei, sich geerdet zu fühlen, und nährt den Körper direkt durch die Fußsohlen mit elektromagnetischer Energie. Studien haben gezeigt, dass Barfußlaufen uns ruhiger und zentrierter werden lässt und dadurch sogar Anspannungen und Entzündungen reduziert werden können. Barfußlaufen kann auch die Schlafqualität verbessern, Stress und Schmerzen mindern und die Abwehrkräfte stärken.

Flüssige Vorwärtsbewegung

Beine

Als Arbeitspferde des Körpers stehen die Beine sinnbildhaft dafür, wie wir uns durchs Leben bewegen. Denken Sie an all die Ausdrücke, die sich auf die Beine beziehen, zum Beispiel »auf eigenen Füßen stehen«, »auf schwachen Füßen stehen«, »zu jemandem stehen«. All diese Redensarten verweisen auf unser Fundament, unsere Haltung im Leben, und genau das geben uns unsere Beine – sie sind unser Fundament, bewegen uns gleichzeitig vorwärts und lassen uns eine Haltung einnehmen. Unsere Beine tragen uns dorthin, wo wir hinwollen … aber wo wollen wir hin?

Wenn Sie sich heute vorwärtsbewegen, stellen Sie sich folgende Fragen: *Wie leicht oder schwer finde ich es, für mich selbst einzustehen? Entscheidungen zu treffen? Mich vorwärtszubewegen?* Achten Sie darauf, wie Sie sich bewegen, ob Sie kurze Schritte machen oder lange, anmutige und beherzte. Und wenn Sie Ihre Bewegungsmuster beobachtet haben, überlegen Sie, wie diese mit Ihrem eigenen Gefühl von Geerdet-Sein und Vorwärtsbewegung übereinstimmen.

WARM-UP

Auf der Rolle stehen

→ Mit den Fußgewölben auf der Mitte der Rolle hüftbreit zum Stehen kommen, der Körperschwerpunkt liegt über den Füßen. Wirbelsäule neutral ausrichten, die Knie sind leicht gebeugt.

→ Zum Stabilisieren an einer Wand, einem Stuhl oder einer Arbeitsplatte abstützen. Wenn (und falls!) das Gleichgewicht verloren wird, wieder auf die Rolle stellen.

Ein bis zwei Minuten balancieren.

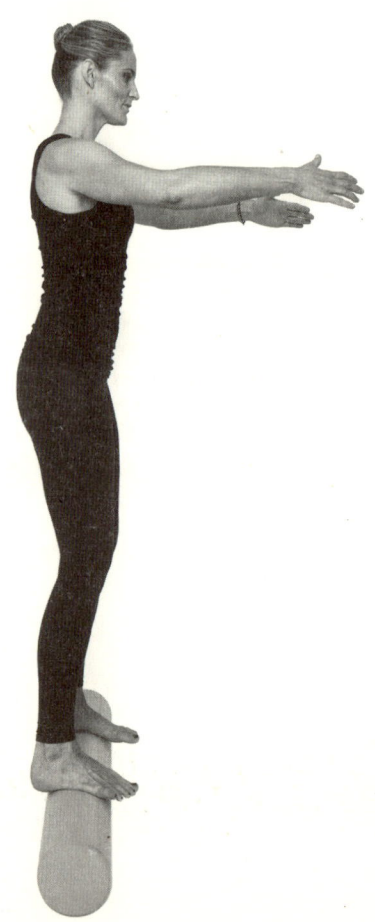

GLÄTTEN

Hinterer-Oberschenkel-Rolle

→ Auf der Matte sitzen, die Rolle liegt unter dem Oberschenkelmuskel oberhalb der Kniekehle. Die Hände sind hinter dem Körper auf der Matte aufgestützt, die Fingerspitzen zeigen etwas nach außen. Das Gesäß mit Einsatz der Rumpfmuskeln vom Boden heben.

→ Beim Einatmen die Rolle die hinteren Oberschenkel aufwärtsrollen, die Schultern bleiben dabei hinten.

→ Ausatmen und zurück nach unten in die Ausgangsposition rollen.

Acht- bis zehnmal wiederholen.

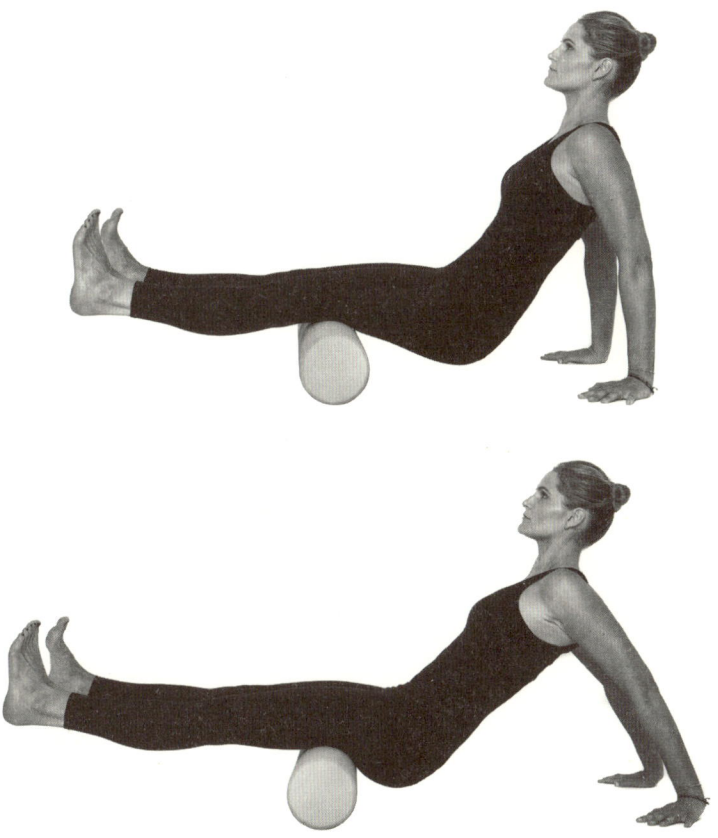

Vorderer-Oberschenkel-Rolle

→ Die Rolle liegt oberhalb der Knie. Die Unterarme auf der Matte aufsetzen, die Ellbogen etwa fünf Zentimeter hinter den Schultern. Fäuste machen und sich mit Einsatz der Rumpfmuskeln hochdrücken. Den unteren Rücken dabei möglichst wenig belasten.

→ Ausatmen und dabei mit Armen und Rumpf den Körper abstützen, während die Rolle die Oberschenkelvorderseite nach oben rollt.

→ Einatmen, und die Rolle nach unten bis oberhalb des Knies drücken.

Acht- bis zehnmal wiederholen.

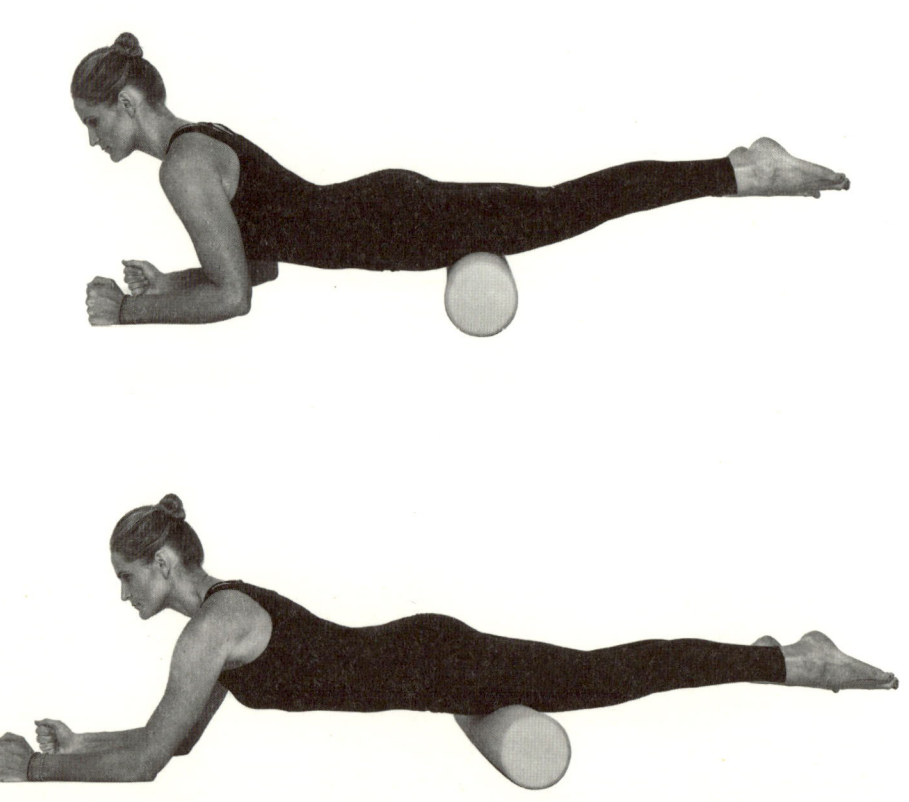

GLÄTTEN

Oberschenkeldehnung mit Drehung

→ Auf der Matte knien, die Knie hüftbreit voneinander entfernt, die Zehen berühren sich. Die Rolle mit gestreckten Armen zwischen den Händen über dem Kopf halten. Schultern tief, Brust geöffnet. Die Wirbelsäule in neutrale Position bringen (siehe Kasten auf Seite 36) und während der Übung Wirbelsäule und Becken stabil halten.

→ Mit der Einatmung von den Kniegelenken aus nach hinten beugen. Die inneren Oberschenkel aktivieren und den Bauchnabel nach innen und oben ziehen, um Gewicht von den Knien zu nehmen. Die Schienbeine in die Matte drücken.

→ Beim Ausatmen den ganzen Körper nach rechts drehen.

→ Beim Einatmen Körper zurück zur Mitte drehen, und beim Ausatmen nach links drehen.

→ Einatmen und den Körper zurück zur Mitte drehen, beim Ausatmen hoch in die Ausgangsposition kommen.

Fünfmal wiederholen.

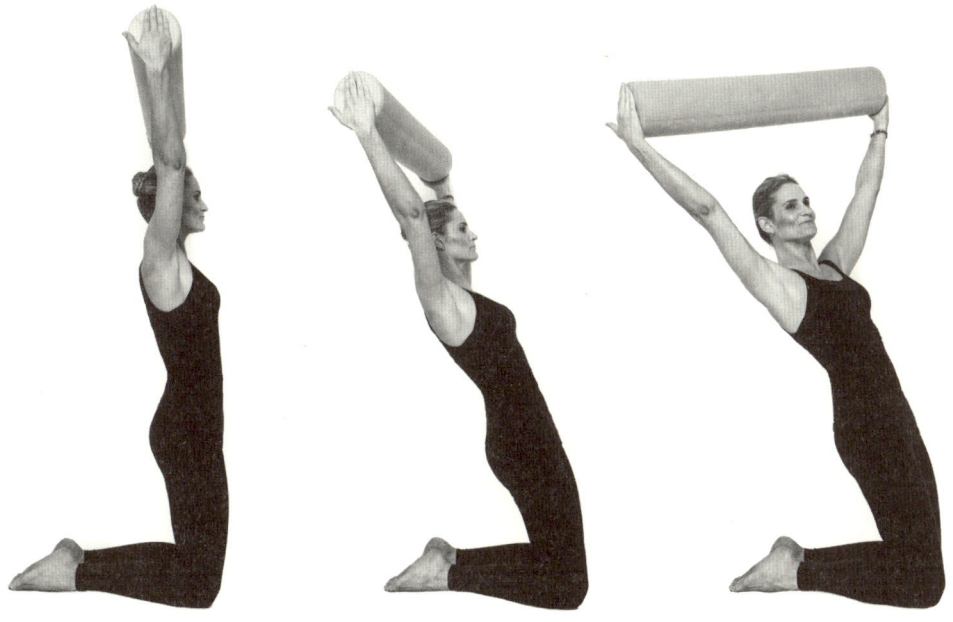

Ausfallschritt mit Rolle

→ Mit leicht gebeugtem rechtem Knie auf dem rechten Fuß stehen und den Fußrücken des linken Beins hinter sich auf die Rolle legen. Das hintere Bein ist gerade. Die Arme über den Kopf heben.

→ Mit dem Einatmen das rechte Knie beugen, das Knie bleibt über der Ferse. Die linke Hüfte und das linke Bein nach hinten ausstrecken und auf die Rolle drücken, während diese das Schienbein nach oben rollt, bis der rechte Oberschenkel sich fast parallel zum Boden befindet.

→ Beim Ausatmen mit der Kraft der tiefen Rumpfmuskulatur in die Ausgangsposition zurückkommen.

Acht- bis zehnmal wiederholen, dann die Seite wechseln.

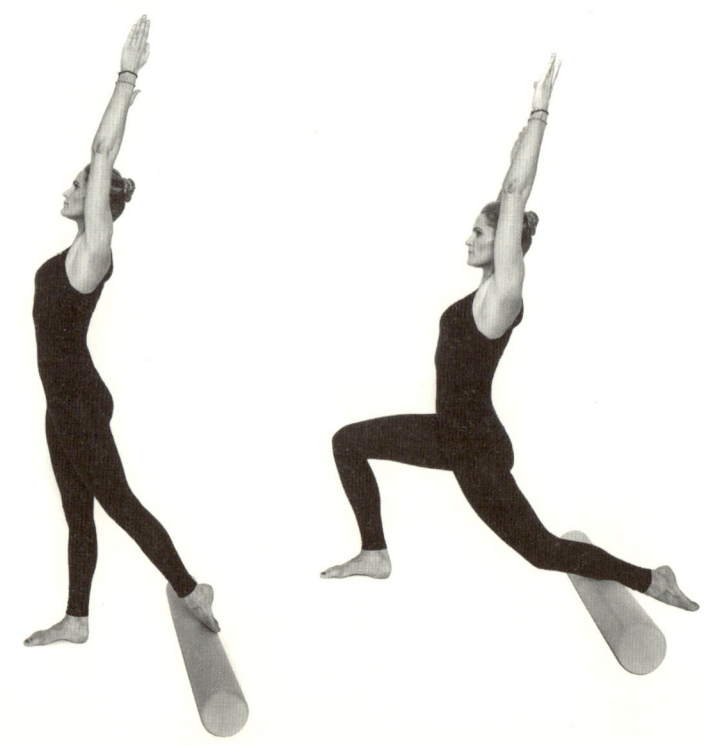

Emotionale Auswirkungen

→ Verbindet Sie mit dem, wofür Sie stehen.

→ Stärkt Ihren Mut vorwärtszugehen.

→ Befreit von emotionalem, in den Beinen festsitzendem Ballast.

Moment der Selbstfürsorge

Sagen Sie mit Trockenbürstenmassagen Toxinen, Cellulite und grauer Haut adieu! Trockenbürstenmassagen sind eine der einfachsten und preiswertesten Möglichkeiten, um Ihr Lymphsystem zu stimulieren (das Abfallbeseitigungssystem des Kreislaufs) und Toxine auszuschwemmen, vor allem aus den Beinen. Außerdem wird durch die Massage mit einer trockenen Bürste das Bindegewebe stimuliert, das unter der Haut mit den Kapillaren verbunden ist. So wird die Blutzirkulation im ganzen Körper angeregt.

Verwenden Sie zum Bürsten eine Bürste mit Naturborsten. Beginnen Sie an den Füßen und bürsten Sie zunächst das Innere und Äußere der Beine hoch, dann bürsten Sie Hüften, Taille, Bauch, Arme, Brust, Rücken und Schultern. Führen Sie die Bürstenstriche immer in Richtung des Herzens. Sparen Sie Ihr Gesicht und andere empfindliche Körperteile aus und bürsten Sie auch keine gereizten Körperstellen.

Wenn Sie den ganzen Körper gebürstet haben, gehen Sie unter die Dusche und spülen die toten Hautpartikel weg. Wechseln Sie zwischen heiß und kalt ab, stellen Sie die Temperaturen gerade so heiß und kalt, wie Sie es aushalten können. Das regt die Blutzirkulation an und bringt den Stoffwechsel in Schwung. Verwöhnen Sie ab jetzt jeden Tag Ihren ganzen Körper ein paar Minuten lang mit einer Trockenbürstenmassage, um deren Vorteile zu verstärken.

Sich weiten – sich zusammenziehen

Taille, unterer Rücken und Seiten

In dieser Sequenz geht es um eine Neuausrichtung und Umformung Ihrer Körperseiten und eine Reduzierung der Anspannung im oberen Körper, darüber hinaus aber auch um den physischen Ausdruck davon, wie Sie emotional weit werden oder sich zusammenziehen.

Hier ist ein einfacher kleiner Test, mit dem Sie die Fähigkeit Ihres Körpers, sich zu weiten, beurteilen können. Achten Sie auf das Gewicht Ihrer Arme. Fühlen sie sich leicht an? Wenn das der Fall ist, bedeutet es, dass Sie Ihre Schultern und die Muskeln im oberen Rücken überlasten, dass Sie Ihre Taille und Ihre Lungen zusammendrücken und Schultern, Rippen und oberen Rücken anspannen. Entspannen Sie Ihre Schultern und fühlen Sie, wie Ihre Arme schwer werden. Nun achten Sie darauf, wie sich die Seiten Ihres Körpers anfühlen. Spüren Sie eine Anspannung? Bemühen Sie sich ganz be-

wusst, diese Anspannung loszulassen, sodass Ihre Arme schwer werden, Ihre Schultern sich entspannen und Ihr Atem sich weitet. Das Ziel sind schwere, lange Arme mit entspannten Schultern und einem langen und starken Ballerinahals.

Wenn unser Körper verspannt ist, sind wir oft auch emotional angespannt. Machen Sie eine kurze Bestandsaufnahme Ihres momentanen emotionalen Zustands. *Wo fühle ich mich beengt, und wo fühle ich mich offen und weit?* Oft führen Emotionen wie Ärger oder Frustration dazu, dass wir uns angespannt und beengt fühlen, während positive Gefühle wie Mitgefühl und Zufriedenheit zu einem körperlichen Gefühl der Weite und der Verbundenheit mit unserem Körper führen. Diese Sequenz bringt den Körper auf den Weg zu dem von ihm gewünschten Zustand, in dem er sich der Manifestation eines positiven Ausgerichtetseins öffnen kann.

WARM-UP

Kreisen des Oberkörpers

→ Mit gegrätschten Bei-
nen stehen, die Füße
etwa anderthalb Meter
auseinander. Die Rolle
an beiden Seiten mit
ausgestreckten Armen
über dem Kopf halten.

→ Mit der Einatmung
beginnen, sich nach
rechts zu beugen.

→ Auf halbem Weg nach
unten den Rumpf
nach rechts zur Mat-
te drehen. Die Knie lo-
cker halten, damit Rü-
cken und Kniegelenke
nicht belastet werden.

→ Die Rolle sanft nach
links schwingen, dabei
unter Einsatz der Tail-
le den Oberkörper auf
die linke Seite brin-
gen. Dann wieder in
die Ausgangsposition
zurückkehren.

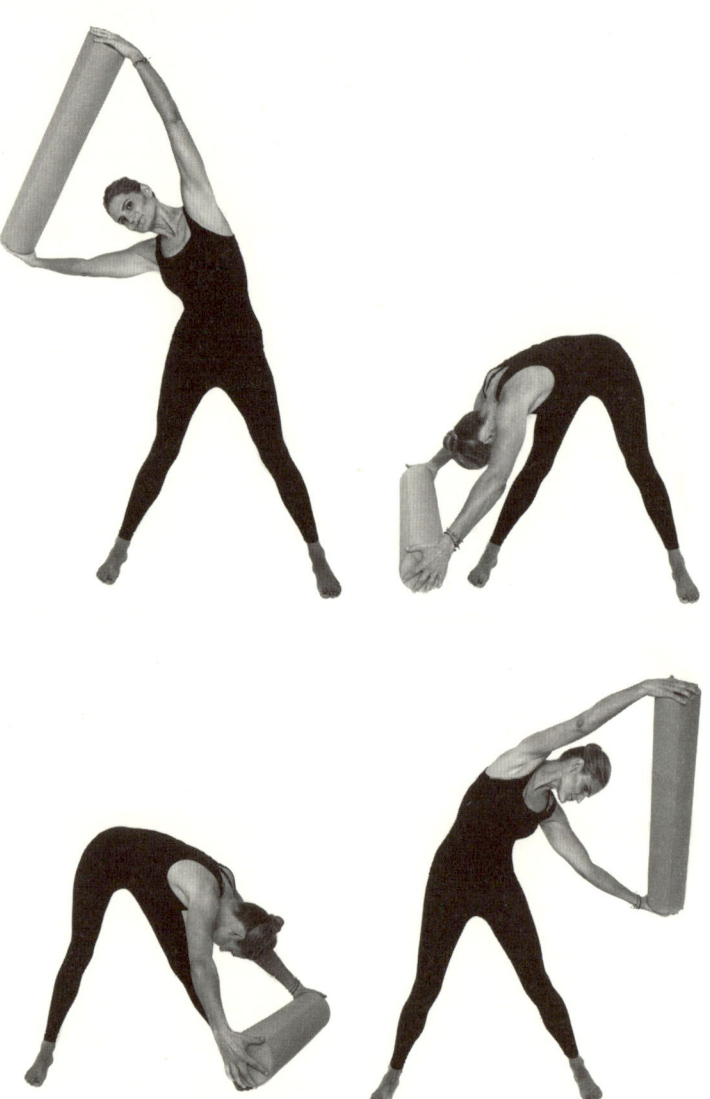

*Dreimal wieder-
holen, dann die Seite
wechseln.*

GLÄTTEN

Zwölfte-Rippe-Rolle

→ Die linke Hüfte liegt auf der Matte, die Rolle unter der Taille (unterhalb der linken untersten Rippe und oberhalb der Hüfte). Den linken Unterarm parallel zur Rolle aufstützen, der Ellbogen ist unter der Schulter. Die rechte Hand ruht auf der Rolle. Die linke Hüfte bleibt auf der Matte, das rechte Knie wird gebeugt und der rechte Fuß vor dem linken Knie aufgestellt.

→ Mit der Ausatmung sanft nach vorn kommen, indem der Oberkörper sich zur Rolle lehnt und dreht.

→ Beim Einatmen die Rippen zurückbewegen.

Sechsmal pro Seite wiederholen, dabei die Seiten abwechseln.

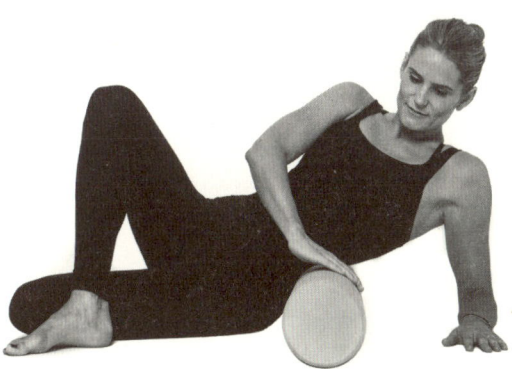

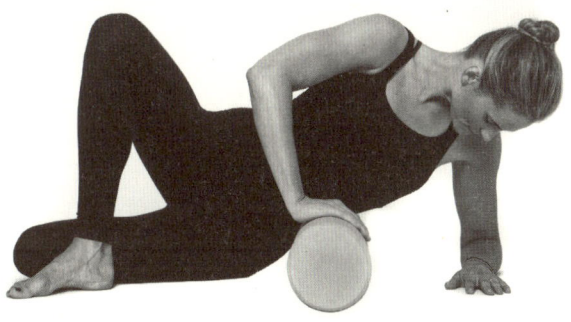

Die Vier

→ Auf der Rolle sitzen und den rechten Arm hinter sich auf die Matte aufstützen, der Daumen zeigt
   zur Seite. Das rechte Fußgelenk
   auf das linke Knie auflegen, sodass die Beine die Ziffer Vier formen. Mit der linken Hand gegen
   den inneren rechten Oberschenkel
   drücken.

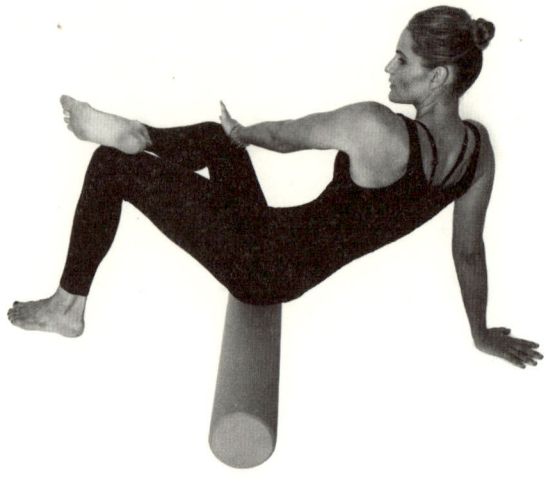

→ Das Gewicht etwas hinüber auf
   den linken Hüfte-Gesäß-Bereich
   verlagern und ein paar Zentimeter
   vor- und zurückrollen.

→ Nun in kleinen Kreisen rollen, um
   die Blutzirkulation anzuregen und
   Verstopfungen zu reduzieren.

Auf der anderen Seite wiederholen.

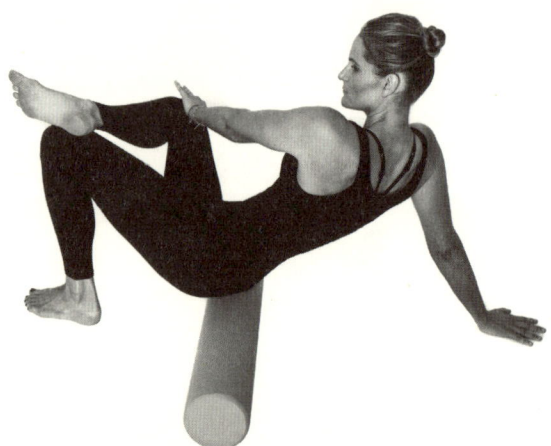

Äußerer-Oberschenkel-Rolle

→ Auf die rechte Seite legen und die Rolle unter dem oberen rechten Oberschenkel platzieren, der rechte Unterarm ist aufgestützt. Das linke Knie beugen, das linke Bein über das rechte Bein führen und den linken Fuß vor dem rechten Knie auf die Matte stellen. Die linke Hand ist vor dem Oberkörper aufgestützt.

→ Unter Einsatz des linken Fußes und des rechten Unterarms die Länge des iliotibialen Bandes (ITB) entlangrollen, von der Hüfte bis oberhalb des Kniegelenks. (Das ITB ist der dicke Faszienstrang, der am äußeren Körper verläuft, vom Becken bis unterhalb des Knies.) Je näher die Rolle dem Knie kommt, desto empfindlicher kann der Körper reagieren, dann mit dem linken Arm und dem Fuß den Druck vermindern. Je mehr Gewicht der Fuß trägt, desto weniger Druck wird auf das ITB ausgeübt.

Achtmal wiederholen, dann die Seite wechseln.

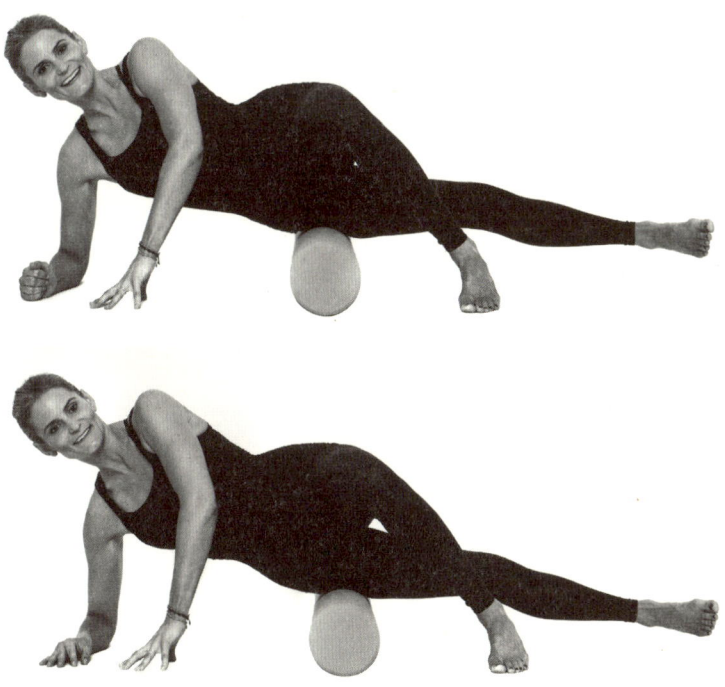

UMFORMEN

Sanduhr mit Armbeuge

→ Die Rolle unter dem linken Bein oberhalb des Fußgelenks platzieren, das rechte Bein über Kreuz über das linke legen. Der linke Ellbogen ist unter der linken Schulter, der Unterarm liegt flach auf der Matte, die Finger sind gespreizt. Den rechten Arm nach oben und etwas hinten ausstrecken. Das linke Bein und den linken Unterarm nach unten drücken und mit der entstehenden Zugkraft die Körpermitte (die »Sanduhr«) vom Boden abheben. Die Rolle bleibt dabei stabil.

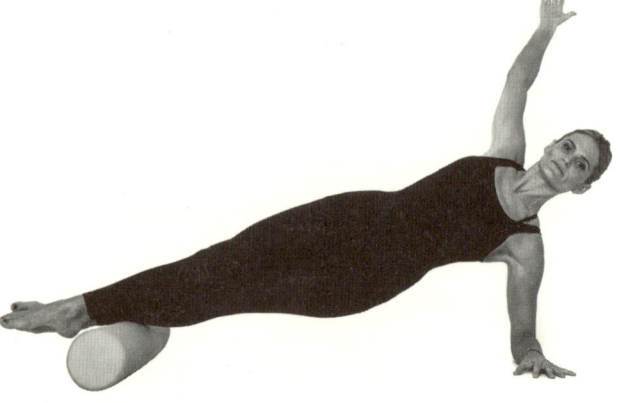

→ Vor der nächsten Bewegung einatmen. Mit dem Ausatmen den Rumpf nach links drehen und mit dem rechten Arm unter sich greifen, während die Körperseite angehoben bleibt. Mit dem Blick dem Arm folgen, dabei senkt sich das Kinn.

→ Mit dem Einatmen den rechten Arm wieder in die Ausgangsposition heben, dabei wieder mit dem Blick folgen.

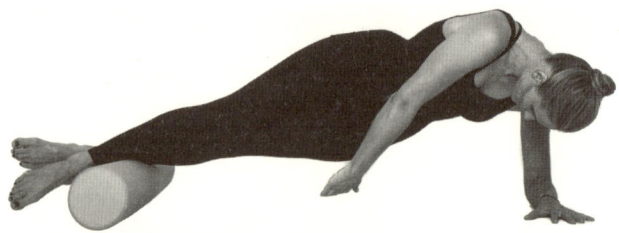

Acht- bis zehnmal wiederholen, dann die Seite wechseln.

Balancieren auf der Hüfte

→ In rechter Seitenlage mit über den Kopf gestreckten Armen die Beine 45 Grad nach vorne beugen. Die Rolle etwas unterhalb des rechten Ellbogens platzieren.

→ Mit dem Einatmen sanft auf die Rolle drücken, sodass sie den Unterarm bis zum Handgelenk hinunterrollt (tonisiert Trizeps und Rückenmuskeln). Gleichzeitig beide Beine heben und etwas nach links rollen. Dabei auf der rechten Gesäßhälfte und der Hüfte balancieren.

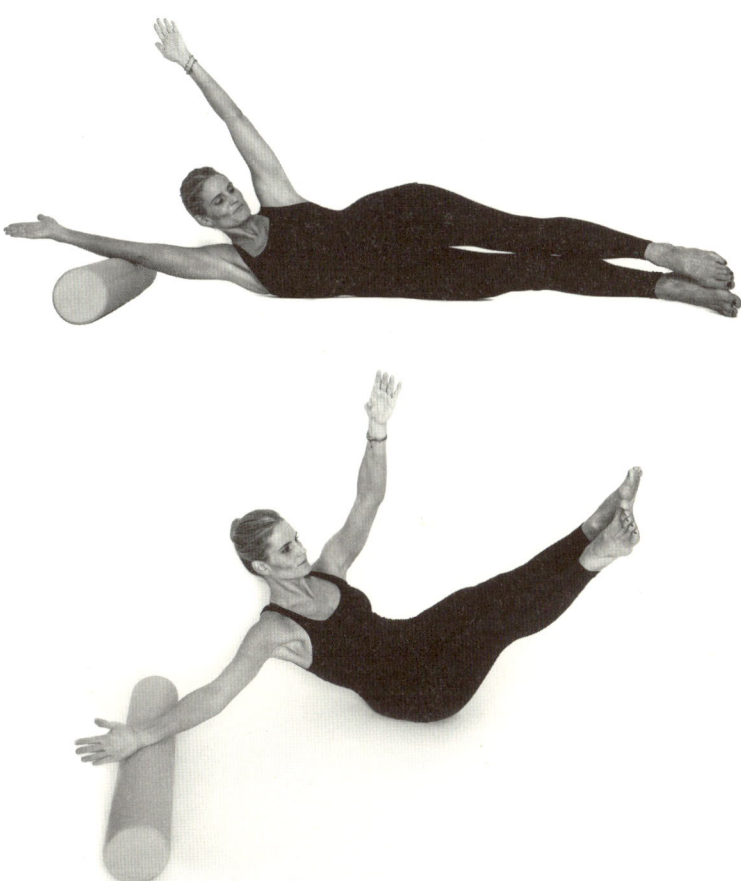

→ Beim Ausatmen die Stellung halten, die Rolle bleibt stabil unter dem Handgelenk.

→ Langsam einatmen und sich lang dehnen, dann mit dem Ausatmen wieder nach unten zur Matte kommen. Gleichzeitig die Rolle in ihre Ausgangsposition unterhalb des rechten Ellbogens zurückrollen.

Achtmal wiederholen,
dann die Seite wechseln.

Emotionale Auswirkungen

→ Hilft Ihnen, sich auf entspannte Art durchzusetzen.

→ Macht Sie gelassener, wenn es darum geht, sich zu öffnen oder auf andere zu-
zugehen.

→ Macht zuversichtlich.

→ Erhöht die Fähigkeit, mit Stress umzugehen.

→ Trägt dazu bei, sich anderen stärker verbunden zu fühlen.

Moment der Selbstfürsorge

Umarmen Sie sich gesund! Die Wissenschaft sagt, dass durch mindestens acht 20 Sekunden dauernde Umarmungen am Tag das Selbstwertgefühl steigt und Gefühle von
Einsamkeit abnehmen. Umarmen Sie heute jemanden, den Sie lieben, ganze 20 Sekunden lang. Die Macht der Berührung zwischen Menschen kann zur Ausschüttung
eines der wichtigsten Glückshormone führen: Oxytocin. Es trägt dazu bei, das Nervensystem zu beruhigen, Heißhungerattacken zu reduzieren und Entzündungen abheilen zu lassen. Es fördert auch eine schnellere Genesung. Mehrmals am Tag jemanden 20 Sekunden oder länger zu umarmen kann darüber hinaus zu einem stärkeren
Verbundenheitsgefühl und besserer Stimmung beitragen, eine Senkung Ihres Blut-
drucks fördern und sich sogar positiv auf Ihre Gesundheit insgesamt auswirken. Also
machen Sie sich auf den Weg zu jemandem, den Sie gern umarmen, und verbreiten
Sie gute Schwingungen!

Für mehr Stabilität

Gesäß

Ein knackiger Po gefällt uns allen, stimmt's? Das Gesäß ist unglaublich wichtig für Stabilität und Beweglichkeit und schützt Knie und Wirbelsäule. Ganz abgesehen davon, dass es toll aussieht, vor allem mit etwas zusätzlicher Hebung und Tonisierung! Ein starkes, tonisiertes, bewegliches Gesäß ist wesentlich für das richtige Funktionieren und die Unterstützung von Beinen, Becken und Wirbelsäule. Wenn Ihr Gesäß kräftig, tonisiert und beweglich ist, braucht der Rest des Körpers nicht so hart zu arbeiten, um sich gegen die Schwerkraft zu behaupten. Und wenn Sie Ihre Gesäßmuskeln wertschätzen, weil sie Ihnen körperliche Stabilität verleihen, können Sie auch anfangen, sich innerlich stabiler zu fühlen.

Während ich dieses Buch schrieb, las ich unter anderem auch eine Definition von Stabilität als »Eigenschaft oder Zustand von jemandem, der emotional oder mental gesund ist«. Ganz einfach, nicht wahr? (Jedenfalls auf den ersten Blick.) Wenn Sie mich fragen, sollten wir danach alle streben. Geht man von einer Geist-Körper-Wechselbeziehung aus, gibt einem ein starker und stabiler Körper das Gefühl, besser mit den Anforderungen des Lebens umgehen zu können und dabei ruhig und standfest zu bleiben. Fragen Sie sich heute beim Ausführen der Übungen: *Wie stabil bin ich, wenn alles über mir zusammenzubrechen droht? Wie widerstandsfähig bin ich, wenn ich auf dramatische und unerwartete Ereignisse im Leben reagieren muss? Was kann ich tun, um mehr Stabilität in Bereiche meines Lebens zu bringen, in denen ich mich unsicher oder labil fühle?*

WARM-UP

Single-Leg-Kick in der Hocke

→ Hüftbreit stehen und Seite zur Arme ausstrecken, Handflächen zeigen nach unten.
→ Beim Einatmen das Gewicht auf den rechten Fuß verlagern und den linken Fuß anheben.
→ Beim Ausatmen das rechte Knie beugen und das Gewicht zurück zur Mitte verlagern, den linken Fuß wieder aufstellen.

Zehnmal pro Seite wiederholen, dabei die Seiten abwechseln.

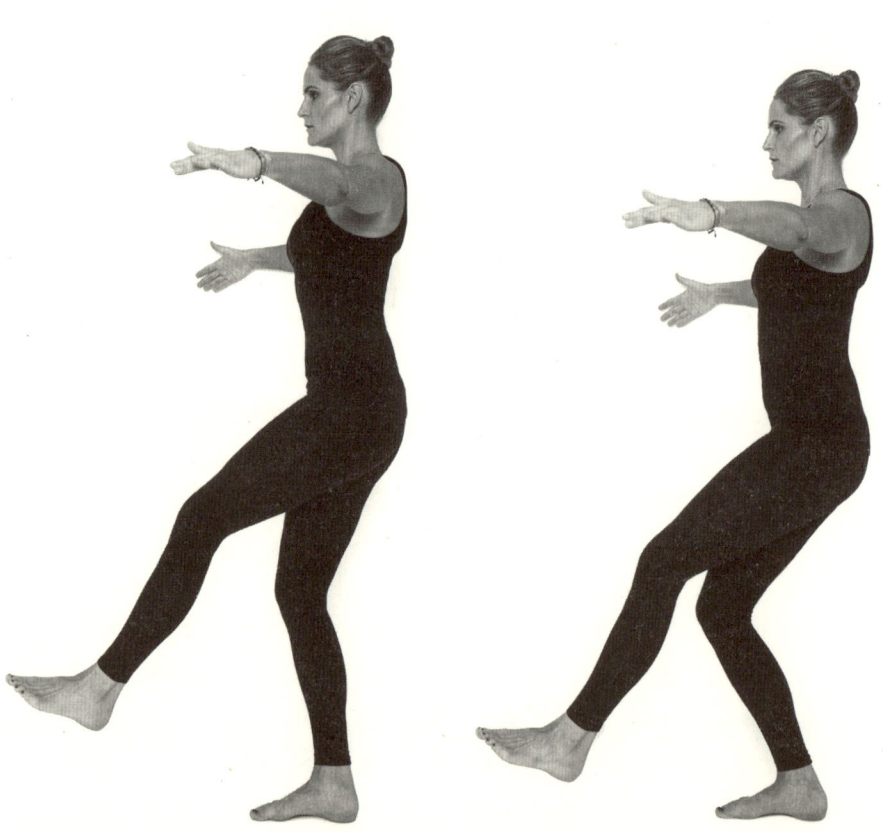

GLÄTTEN

Gesäßrolle

→ Auf die Rolle setzen und sich mit nach hinten gestreckten Armen aufstützen. Die Knie und Füße berühren sich, und die Fersen sind angehoben, sodass sich nur die Zehen auf die Matte stützen.

→ Das Gewicht auf die linke Gesäßhälfte verlagern, die Knie nach rechts beugen. Auf der Gesäßhälfte von innen nach außen rollen, sodass die ganze Seite vom Kreuzbein bis zum großen Rollhügel an der Oberschenkelaußenseite massiert wird.

30 Sekunden ausführen, dann die Seite wechseln.

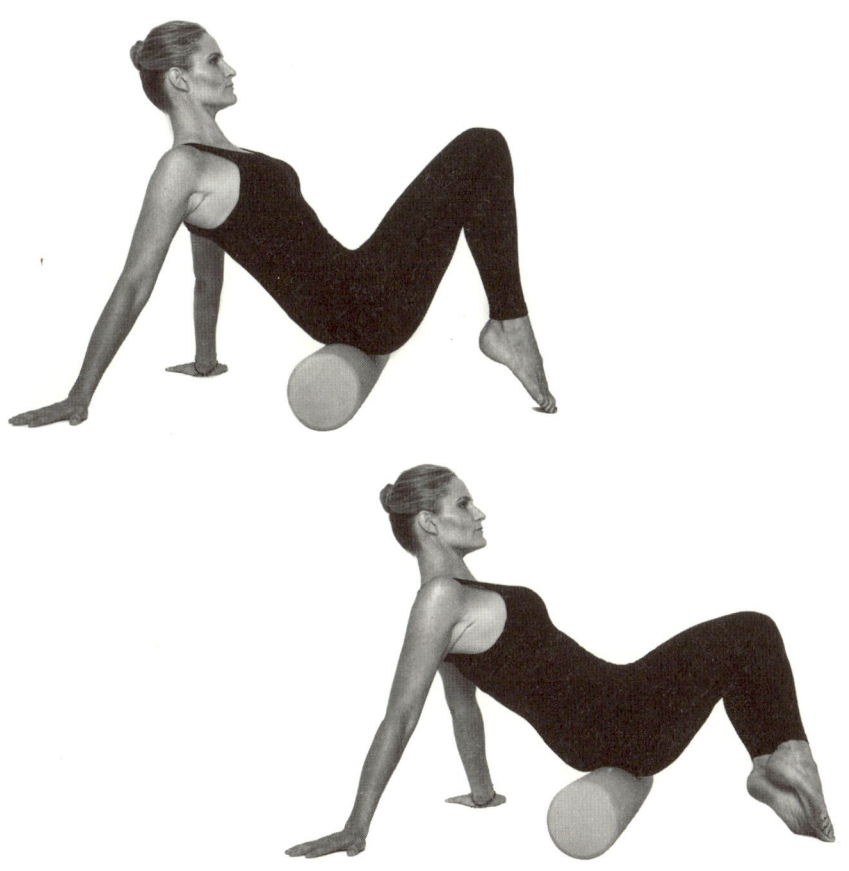

Die Vier mit Kreisen auf der Rolle

→ Auf der Rolle sitzen und den rechten Arm hinter sich auf die Matte aufstützen, der Daumen zeigt zur Seite. Das rechte Fußgelenk auf das linke Knie auflegen, sodass die Beine die Ziffer Vier formen. Mit der linken Hand gegen den inneren rechten Oberschenkel drücken.

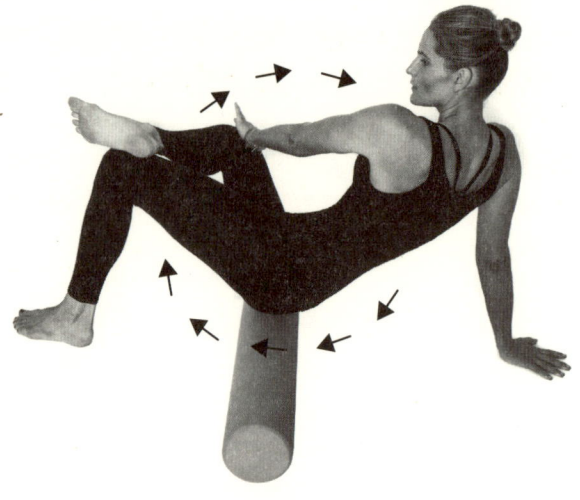

→ Nach rechts lehnen, sodass die Rolle Druck auf die rechte Gesäßhälfte ausübt, und in einer kreisförmigen Bewegung darauf vor- und zurückrollen.

Achtmal auf jeder Seite wiederholen, dabei die Seiten abwechseln.

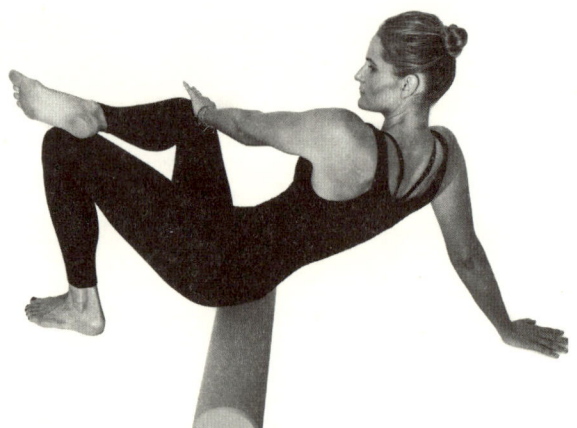

UMFORMEN

In der Brücke auf der Rolle gehen

→ Mit angewinkelten Knien auf dem Rücken liegen und die Rolle unter den Fußgewöl-
ben platzieren. Die Arme sind seitlich neben dem Körper ausgestreckt. Unter Einsatz
der Gesäßmuskeln, der Oberschenkelmuskeln und des Rumpfes die Hüften bei in die
Matte gestemmten Armen so weit heben, dass der Körper von den Knien bis zu den
Schultern eine gerade diagonale Linie bildet.
→ Mit dem Einatmen den rechten Fuß von der Rolle heben, die mit dem linken Fuß stabilisiert wird. Das rechte Knie dabei gebeugt lassen
→ Beim Ausatmen den rechten Fuß wieder auf die Rolle stellen. Die Übung nun mit dem
linken Bein ausführen.

Achtmal wiederholen.

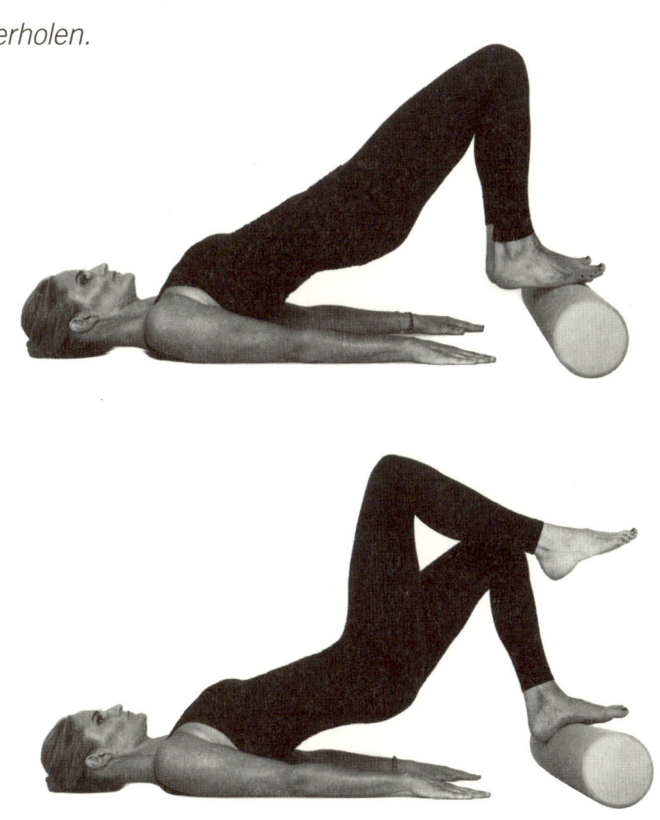

Kniende Seitenkrabbe

→ Mit aufgerichtetem Oberkörper auf der Matte knien und die Rolle rechts vom Körper platzieren. Die linke Hand nach oben ausstrecken und mit dem Ausatmen den Körper nach rechts beugen, bis die Handfläche der rechten Hand auf der Rolle liegt.

→ Position beibehalten und linken Arm hinter den Kopf beugen, das linke Bein zur Seite strecken und das Knie beugen, um die äußere Gesäßhälfte zu tonisieren. Beim Einatmen das linke Knie nach oben führen, während Oberkörper, Hüften und Rolle ihre Position beibehalten.

→ Beim Ausatmen das linke Knie nach unten bringen, dabei Fuß und Fußgelenk stabil halten.

Achtmal wiederholen, dann die Seite wechseln.

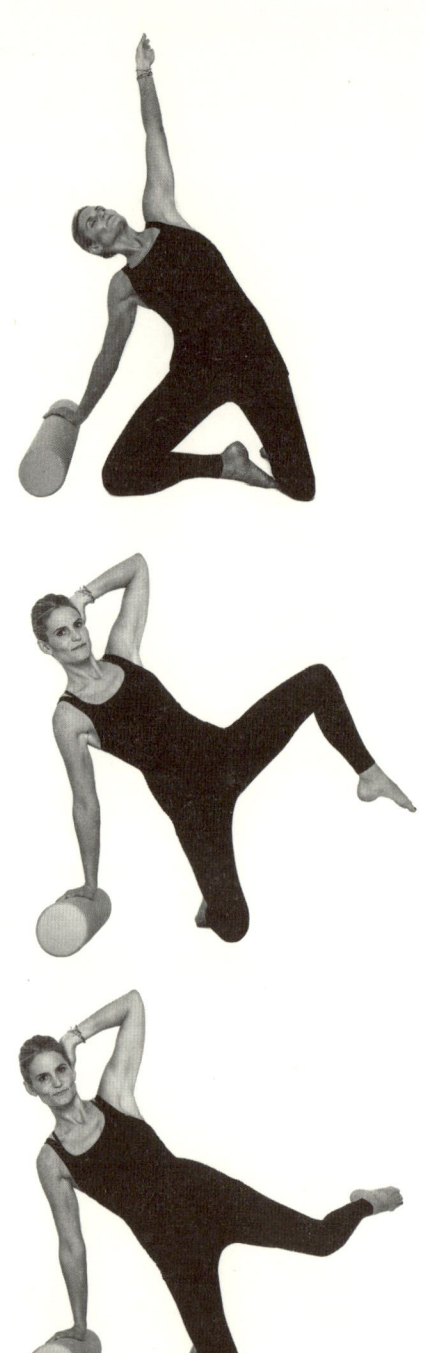

Emotionale Auswirkungen

→ Erhöht das Vertrauen in Ihren Körper und die Verbindung zu ihm.

→ Stärkt die emotionale Stabilität und Standfestigkeit, was zu größerem Erfolg in allen Lebensbereichen führt.

→ Erzeugt ein allgemeines Gefühl von Stärke und innerem Halt.

→ Verschafft ein stärkeres Gefühl von Ruhe und Ausgeglichenheit.

Moment der Selbstfürsorge

Jeden Tag fünf bis zehn Minuten auf einem Trampolin zu hüpfen ist eine großartige Art, das Gesäß zu tonisieren, Stress loszuwerden und Energie und Sauerstoffversorgung von Gewebe und Blut zu steigern. Wie bereits erwähnt, zeigen Studien, dass Trampolinspringen wirksamer für die Herz-Kreislauf-Gesundheit und die Fettverbrennung ist als Joggen. Außerdem macht das Hüpfen auf einem Trampolin Spaß und ist eine sanfte, multidimensionale Form der Bewegung, die die Knochendichte stärkt und sich förderlich auf Verdauung und Ausscheidung auswirkt. Es stimuliert auch das Lymphsystem, was sich positiv auf das Immunsystem und den Blutkreislauf auswirkt, und es reduziert Cellulite und hebt das Gesäß.

Emotionen in Bewegung

Hüften

Inzwischen wissen Sie, dass es Auswirkungen auf Ihren Körper hat, wenn etwas Sie mental oder emotional belastet. Diese Auswirkungen zeigen sich vor allem in den Hüften. Emotionen sind eine Form von Energie, und wenn sie nicht freigesetzt werden, bleiben sie im Körper und können sich in dicken, schweren, festen und schmerzenden Körperbereichen manifestieren. Bestimmt kennen Sie das Gefühl, als würde ein schweres Gewicht auf Ihrem Körper lasten, wenn etwas Ihr Herz oder Ihre Psyche belastet? Das ist genau die Wechselbeziehung, die ich meine. Die gute Nachricht ist, dass die körperliche Manifestation emotionaler und mentaler Schmerzen sich auflösen lässt. Und nicht nur das, es gibt auch den schönen Henne-Ei-Effekt, bei dem die Auflösung dieser körperlichen Mani-

festationen sich erleichternd auf die emotionalen und mentalen Ausgangszustände auswirken. Und genau daran werden Sie heute arbeiten.

Die folgenden Übungen werden dazu beitragen, dass Sie eine Verbindung zu der eingelagerten oder blockierten Energie entwickeln, die in Ihren Hüften festsitzt. Sie werden diese Energie an die Oberfläche bringen, Ihre Zellen und Ihr Gewebe davon reinigen und sogar dabei helfen, sie aus Ihrem Unterbewusstsein zu entfernen. Fragen Sie sich bei den folgenden Übungen: *Was trage ich mit mir herum? Stecken in mir ungelöste Gefühle wie Groll oder Ärger, Ängste oder Traurigkeit?* Was Ihnen auch immer bewusst wird, lassen Sie es los und genießen Sie den Moment.

WARM-UP

Hüftkreisen im Stehen

→ Hüftbreit mit aufgerichteter, neutraler Wirbelsäule und lockeren Knien stehen.

→ In der Vorstellung mit den Hüften große Kreise auf ein Stück Papier zeichnen. Mit der Einatmung die Hüften nach rechts schieben und dann auf einer Kreislinie nach vorn bringen.

→ Mit der Ausatmung zeichnen die Hüften den Kreis nach links und dann nach hinten weiter. Die Bewegung die ganze Zeit flüssig und geschmeidig ausführen.

Acht- bis zehnmal wiederholen, dann die Richtung wechseln.

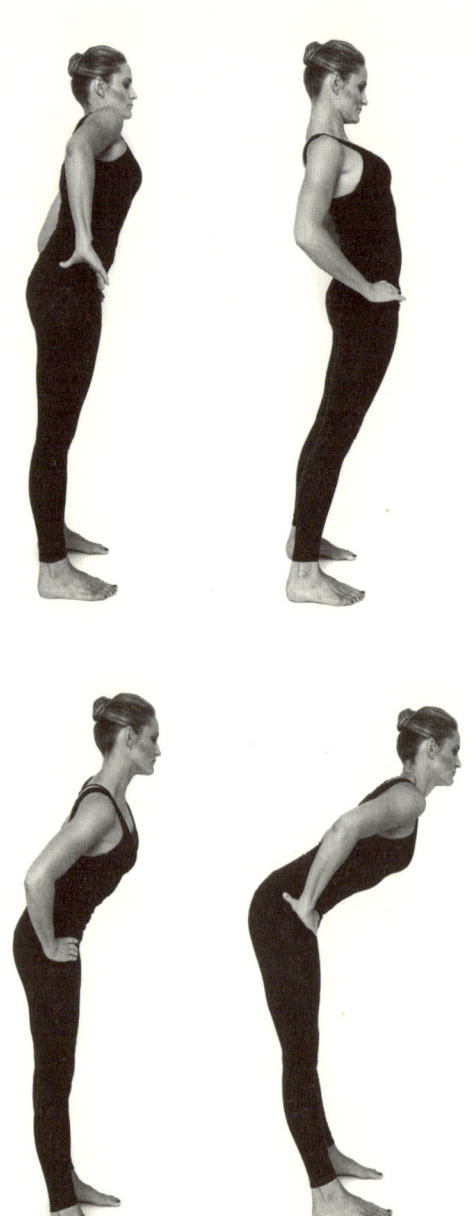

GLÄTTEN

TFL-Rolle

→ Die Rolle unter den Bereich über dem knochigen Teil der rechten Hüfte und unter dem Becken platzieren (darauf achten, dass sie nicht direkt unter dem Hüftgelenk liegt), um den Schenkelbindenspanner (Musculus tensor fasciae latae, kurz TFL) zu massieren. Dieser Muskel verläuft von der Hüfte zum oberen Gesäß und bedeckt nur einen kleinen Bereich an der Oberfläche, daher ist die Rollbewegung nur klein. Das linke Bein über das rechte kreuzen und sich mit dem linken Fuß stabilisieren.

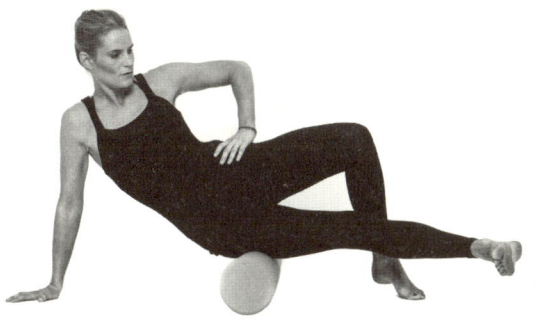

→ Lang ein- und ausatmen, dabei ausgelöst durch den linken Fuß acht- bis zehnmal auf dem kleinen Bereich des TFL auf- und abwärtsrollen.

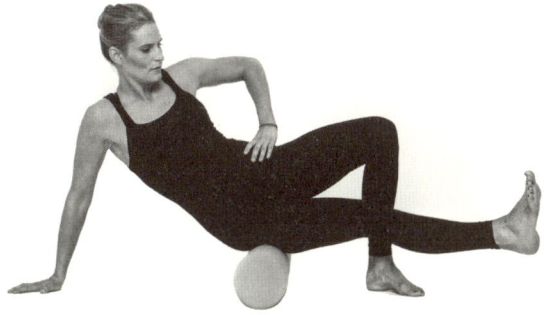

→ Rechten Fuß und rechtes Knie nach innen drehen, um auf der Außenseite des TFL zu rollen, wieder acht- bis zehnmal.

→ Rechten Fuß und rechtes Knie nach außen drehen, um eher auf dem mittleren Bereich des TFL zu rollen, wieder acht- bis zehnmal.

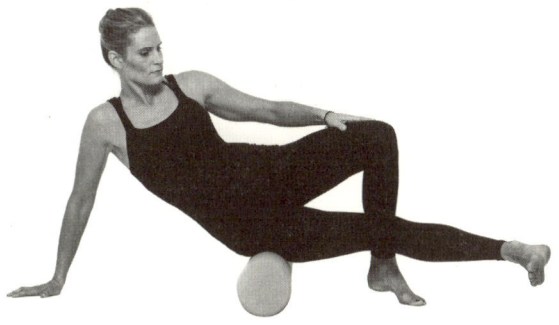

Auf der anderen Seite wiederholen.

Rollen auf dem vorderen Oberschenkel

→ Bäuchlings auf die Matte legen und die Rolle unter dem linken Oberschenkel platzieren. Sich mit dem linken Unterarm und der rechten Handfläche hochdrücken und abstützen.

→ Das Gewicht etwas nach links verlagern. Mit dem Einatmen das kurze Stück entlang des vorderen Oberschenkels bis zur Hüfte rollen, mit dem Ausatmen wieder den Oberschenkel zurückrollen.

Achtmal wiederholen, dann die Seite wechseln.

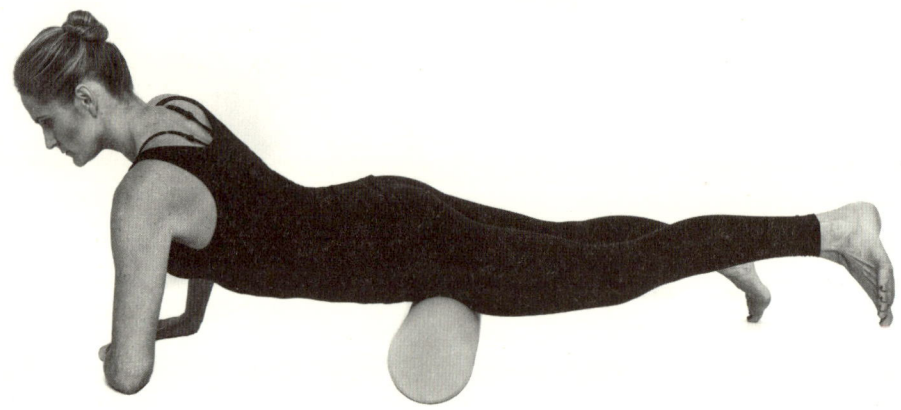

UMFORMEN

Cancan auf der Rolle

→ Auf der Rolle sitzen, die Arme hinter sich ausstrecken, die Handflächen auf die Matte aufstützen, die Finger zeigen zur Seite. Die Rolle stabil halten, die Knie über die Hüften anheben und die Position mit den Bauchmuskeln halten.

→ Beim Einatmen Hüften und Knie nach rechts absenken, sodass die rechte Hüfte auf der Rolle balanciert.

→ Beim Ausatmen die Beine in einen 45-Grad-Winkel strecken, der Rumpf arbeitet.

→ Beim Einatmen Knie wieder beugen und nach links absenken, sodass nun die linke Hüfte auf der Rolle balanciert. Bewegung von hier aus wiederholen.

Sechsmal wiederholen.

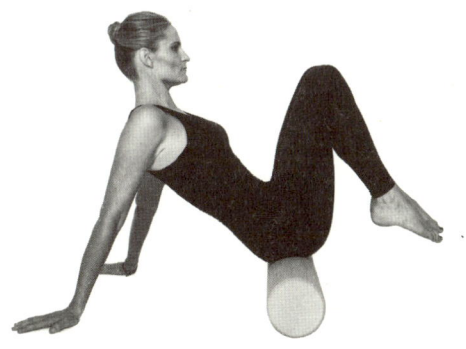

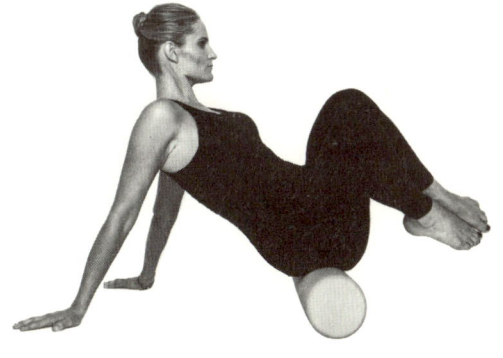

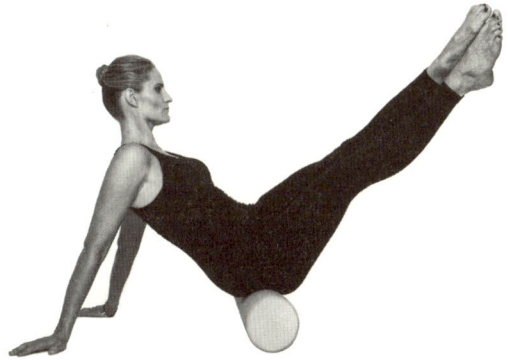

Crisscross mit Rückbeuge

→ Aufrecht mit gekreuzten Fußgelenken sitzen, die Knie streben auseinander. Die Rolle etwa 15 Zentimeter hinter sich platzieren und die Hände auf die Rollenenden legen, die Daumen zeigen zur Seite.

→ Beim Einatmen die Handflächen auf die Rolle stemmen, um den Körper zu heben. Das Schambein drückt nach vorn, die Brust ist gehoben, das Gesicht zeigt zur Decke.

→ Beim Ausatmen die Spannung lösen und zurück in die Ausgangsposition kommen.

Acht- bis zehnmal wiederholen, dann die Fußgelenke andersherum kreuzen und die ganze Übung insgesamt fünfmal auf jeder Seite ausführen.

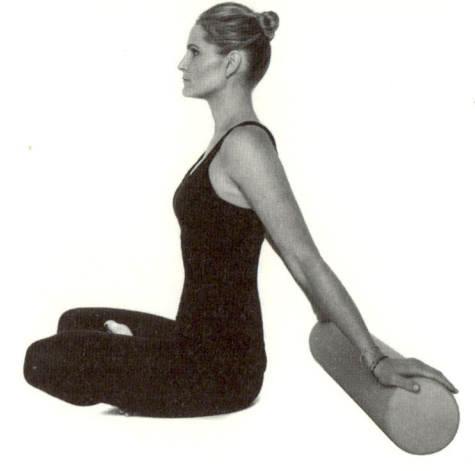

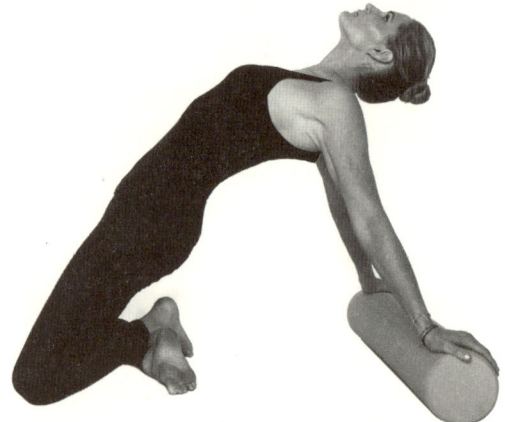

172

Emotionale Auswirkungen

→ Befreit von schädlichen Emotionen und Angst.

→ Befreit von Traurigkeit.

→ Lässt Ärger und Groll verfliegen.

→ Trägt zu einem Gefühl des Friedens bei.

→ Fördert Gefühle der Freude.

Moment der Selbstfürsorge

Ein Bad mit Himalaya-Salz ist eine verjüngende, entgiftende, therapeutische und entspannende Wellness-Behandlung, die wohltuend für Körper und Geist ist und die Sie leicht zu Hause durchführen können. Diese Salze enthalten von Natur aus viele Mineralien und Spurenelemente, die sich auch im menschlichen Körper finden und die Ihre Haut und Ihr Bindegewebe wieder mit Nährstoffen auffüllen. Sie helfen auch dabei, dem Körper Gift zu entziehen, Wundheit und Verspannungen zu reduzieren, den Körper energetisch zu reinigen und Gewebe zu remineralisieren.

Für ein Bad die Badewanne mit Wasser füllen und ein bis zwei Tassen Salz vom Toten Meer oder rosa Himalaya-Salz hinzufügen. Wenn sich das Salz im Wasser aufgelöst hat, legt man sich zwanzig Minuten in die Wanne. Entspannende Musik und Kerzen verstärken die positive Wirkung eines solchen Bades noch. Danach nicht abspülen, nur trocken tupfen. Entspannen, etwas trinken und ausruhen. Sie werden tief und wunderbar schlafen.

TAG 18

Verbinden Sie sich mit Ihrer Basis

Becken

In vielen Kulturen ist der Glaube verbreitet, dass die Basis des Rumpfes – oder seine Wurzel – der Ort ist, aus dem sich die Lebensenergie speist. Mit seinem Körper und seinem Leben im Gleichgewicht zu sein führt zu mehr Sicherheit und Ruhe in der einen umgebenden Welt. Das tägliche Leben und all die Aufgaben, deren Bewältigung von einem erwartet wird, werden dann weniger mühsam und machen mehr Spaß. Das Stressniveau sinkt, und Zweifel und Ängste verschwinden, während man mehr und mehr fühlt, dass man sich leichter im Fluss des Lebens bewegt.

In seinem Beckenboden und seinen Hüften Frieden zu finden schafft eine tiefe Verbindung mit der eigenen authentischen Kraft in allen Lebensbereichen. Es ist erstaunlich, dass das Lösen einer festen, starren Energieblockade im Beckenboden und in den Hüften sowohl im Körper als auch im Leben Möglichkeiten

freisetzen kann, sich auf manchmal geradezu wunderbare Weise zu verändern. Man wird fähig, sein Leben zu akzeptieren und das zu erreichen, was man sich wirklich wünscht, sei es Liebe, Gesundheit, ein leistungsfähiger Körper, Geld, Karrierefortschritt oder etwas anderes.

Entscheidend ist nicht, *was* einem im Leben passiert; entscheidend ist, *wie* man damit umgeht. Die folgende Übungssequenz macht deutlich, dass Stress eine Reaktion ist – und wie Sie reagieren, können Sie kontrollieren. Diese Erkenntnis macht stark! Stellen Sie sich heute folgende Fragen: *Wie gehe ich mit Stress um? Wann erlaube ich mir selbst, im Leben aufzugeben?* Bemühen Sie sich, während dieser Übungssequenz wirklich loszulassen und sich dem Gefühl des Fließens hinzugeben, und versuchen Sie, diese Energie in Ihren restlichen Tag mitzunehmen.

WARM-UP

Das Becken schwingen

→ Auf der Matte knien, die Rolle vor sich platzieren und die Unterarme unterhalb der Ellbogen auflegen. Sitzbeinhöcker hochstrecken und Brustkorb nach unten bringen. Spüren, wie die Sitzbeinhöcker sich wie eine aufblühende Blume öffnen.
→ Mit der Einatmung die Hüften nach links schwingen, die Rolle bleibt stabil.
→ Beim Ausatmen die Hüften nach rechts schwingen.

Sechsmal wiederholen.

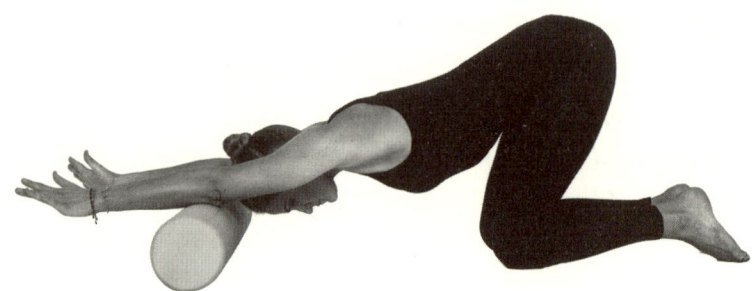

GLÄTTEN

Oberschenkel-Sitzbeinhöcker-Rolle

→ Auf der Matte knien, die Rolle etwa 30 Zentimeter vor sich platzieren. Das rechte Bein vor die Rolle führen, sodass die Wade parallel zur Rolle liegt, und sich mit den Händen neben dem Bein aufstützen. Die Rolle liegt nun am inneren Rand des Sitzbeinhöckers. In der Wirbelsäule aufrichten, während sich der vordere Fuß in den Boden stemmt und die Rolle stabil hält. Das linke Bein ist gerade nach hinten ausgestreckt.

→ Ruhig ein- und ausatmen, dabei langsam vor- und zurückrollen, um den inneren Oberschenkel und den Beckenbodenansatz auszustreichen.

Achtmal pro Seite wiederholen, dabei die Seiten abwechseln.

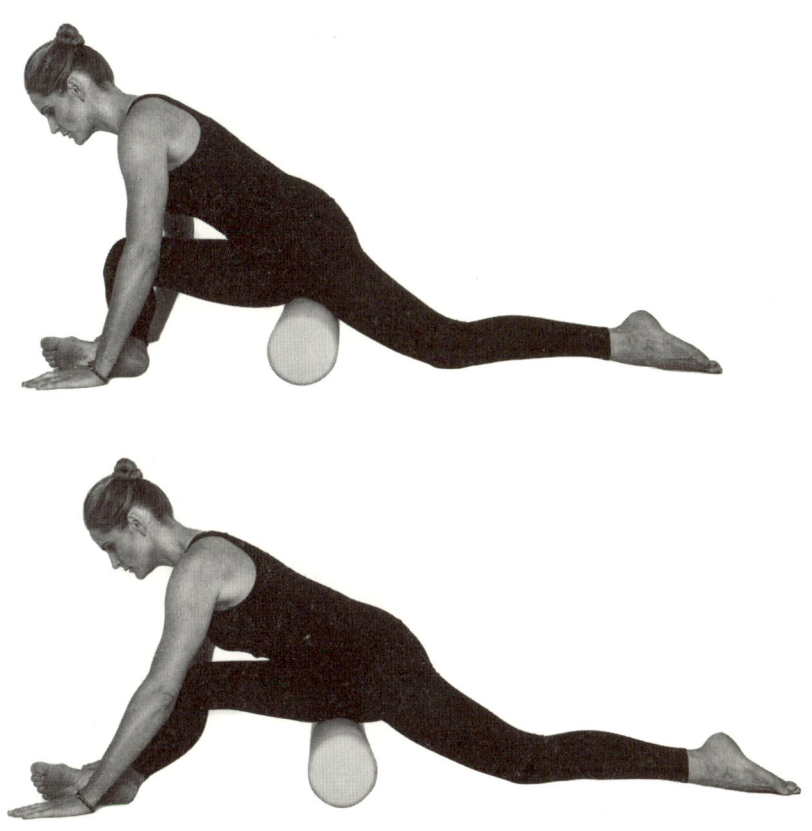

Oberschenkel-Rolle in Göttinnen-Pose

→ In Bauchlage die Rolle unter die Hüften bringen, die Knie sind geöffnet, und die Füße berühren sich. Auf den Unterarmen hochstützen, dabei Bauchmuskeln einsetzen, damit der untere Rücken sich nicht zu stark wölbt.

→ Mit der Ausatmung den Oberschenkel herunter bis zu den Knien rollen.

→ Mit der Einatmung nach oben bis zum Schambeinansatz rollen.

Achtmal wiederholen.

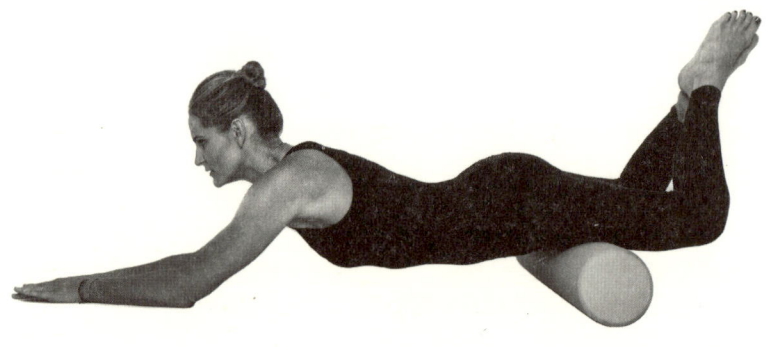

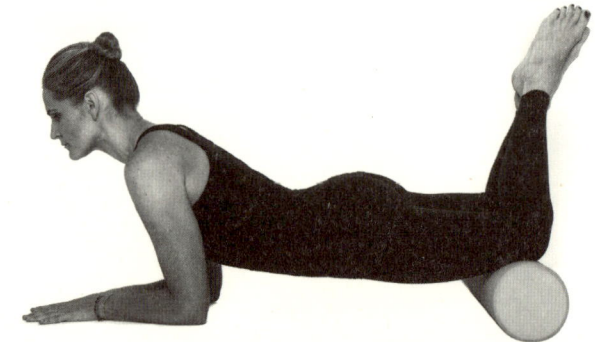

UMFORMEN

Single-Leg-Kreisen im Sitzen

→ Auf der Rolle sitzen und sich hinten mit gestreckten Armen auf den Händen abstützen, die Finger zeigen nach außen. Brust und Herz sind geöffnet, Sie liegen ausgestreckt mit den Fersen auf der Matte und gestreckten Fußspitzen.

→ Das rechte Bein um 45 Grad anheben. Ruhig atmend unter Einsatz des Bauches mit dem Bein im Uhrzeigersinn sechs langsame, kontrollierte Kreise zeichnen. Diese Bewegung nun auch sechsmal mit dem linken Bein ausführen.

→ Das rechte Bein heben und sechsmal die gleiche kreisförmige Bewegung ausführen, aber diesmal entgegen dem Uhrzeigersinn. Die gleiche Bewegung nun wieder sechsmal auf der linken Seite ausführen.

Sechsmal wiederholen.

Kreuzen der Oberschenkel

→ Auf der Rolle sitzen, hinten auf die Hände aufstützen, die Finger zeigen nach außen. Die Beine nach vorne ausstrecken, dann unter Einsatz der Rumpfmuskulatur beide Beine um 45 Grad heben, die Fersen aneinander, die Zehen zeigen auseinander.

→ Einatmen und dann mit dem Ausatmen ein Bein ein paar Zentimeter senken.

→ Immer abwechselnd ein Bein über das andere kreuzen, dabei langsam und gleichmäßig atmen.

Zehnmal wiederholen.

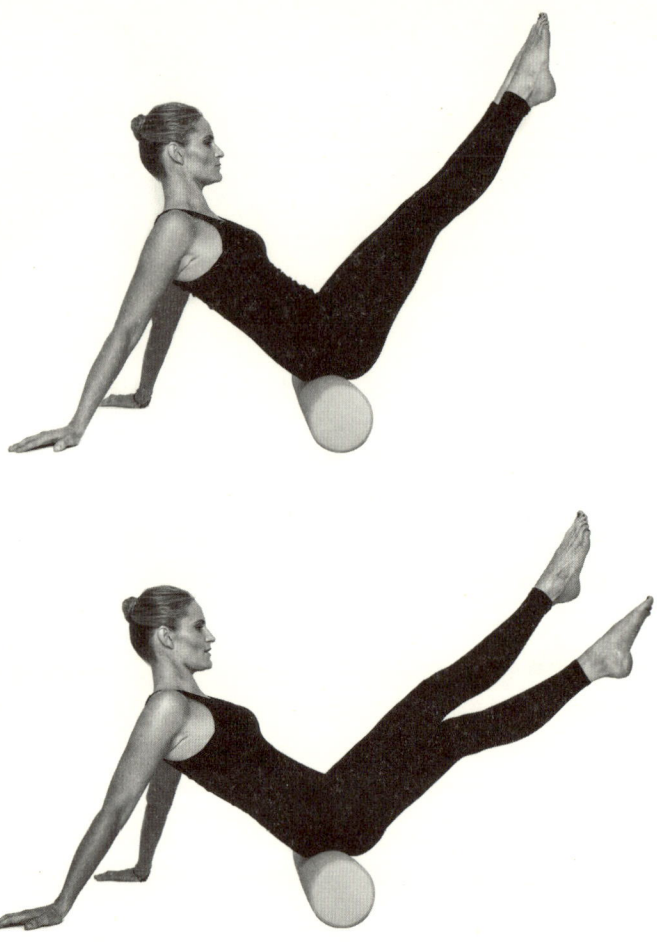

Emotionale Auswirkungen

→ Steigert das Selbstwertgefühl.

→ Bewirkt, dass man sich sexyer fühlt.

→ Lehrt die Balance zwischen Kontrolle und Aufgabe.

→ Bewirkt ein stärkeres Gefühl von Verbindung zu Ihrer Basis.

→ Verleiht mehr Charisma.

→ Führt zu einem Gefühl von Leichtigkeit und Anmut.

→ Hilft dem Körper, wirkungsvoller mit Stress umzugehen.

→ Führt zu innerer Ruhe.

Moment der Selbstfürsorge

Haben Sie Sex! Sex macht Spaß und ist großartig für Ihren Körper, Ihren Geist und Ihre Seele und trägt dazu bei, dass Sie sich wirklich im Hier und Jetzt verorten. Vor allem gilt das für den Moment des Orgasmus, wenn sich Körper und Geist in einem Zustand höchster Konzentration befinden. Beim Sex ausgeschüttete chemische Stoffe heben die Stimmung, reduzieren Niedergeschlagenheit und fördern ein Gefühl der Verbundenheit. Beim Orgasmus werden Endorphine und menschliche Wachstumshormone freigesetzt und zudem auch noch der Cortisolspiegel gesenkt. Es gibt Studien, denen zufolge Menschen, die häufig Sex haben, sehr viel jünger aussehen, als sie wirklich sind – bis zu zwölf Jahre. Also nur zu! Tun Sie es.

Hören Sie auf Ihren Bauch

Tiefer Rumpf und Lendenmuskel

Wussten Sie, dass wir Gehirnzellen im Darm haben, die auf körperlicher Ebene den Begriff des »Bauchgefühls« unterstützen? Ja, das stimmt tatsächlich. Diese Übungssequenz hilft Ihnen, in Kontakt mit Ihrem Bauchgefühl zu kommen und die intuitive Reaktion wahrzunehmen, zu der es kommt, bevor Ihr Gehirn übernimmt. In der Wissenschaft werden diese intuitiven Reaktionen mit Nervenzellen im Darm in Zusammenhang gebracht, die Signale an das Gehirn senden.

Das schnelle und oft in starren Bahnen verlaufende Leben unserer Zeit kann dazu führen, dass auch unser Bauch sich verhärtet. Vor allem, wenn wir im Stress oder überarbeitet sind, verlieren wir häufig den Kontakt zu unseren wirklichen Gefühlen und unserer Intuition. Dadurch wird unser Leben sehr eingeschränkt, denn der Körper liefert uns mächtige Informationen über unsere Gesundheit, unsere Entscheidungen, andere Menschen, unsere Umgebung und über die Situationen, in denen wir uns gerade befinden. Diese Informationen können uns helfen, eine für uns selbst positive Umgebung zu schaffen und Kontakte mit für uns nachteiligen Menschen und Situationen zu begrenzen.

Achten Sie heute im Laufe des Tages darauf, wie Ihre Emotionen mit Anspannungen in Ihrem Körper zusammenhängen, vor allem in Ihrem Bauchraum. *Wenn sich eine Emotion einstellt, atmen Sie in den Bauch, spüren Sie dieser Emotion ganz intensiv nach und verbinden Sie sich mit ihr so stark, wie Sie können. Wie fühlt sich das an?* Achten Sie darauf, was in Ihrem Körper passiert.

WARM-UP

Ausfallschritt mit Lendenmuskeldehnung

→ Auf dem rechten Fuß stehen, das rechte Knie ist leicht gebeugt. Das linke Bein nach hinten ausstrecken und die Fußoberseite auf die Rolle hinter sich legen. Die Arme über den Kopf strecken.

→ Mit dem Einatmen das rechte Knie beugen, sodass es über der Ferse steht, und die linke Hüfte und das linke Bein nach hinten strecken, bis der rechte Oberschenkel sich fast parallel zum Boden befindet. Dabei drückt das linke Bein auf die Rolle, sodass diese das Schienbein hochrollt.

→ Beim Ausatmen Körper und Arme nach rechts drehen, um den Lendenmuskel zu dehnen.

→ Beim Einatmen wieder zur Mitte, beim Ausatmen zurück in die Ausgangsposition kommen.

Achtmal wiederholen, dann die Seite wechseln.

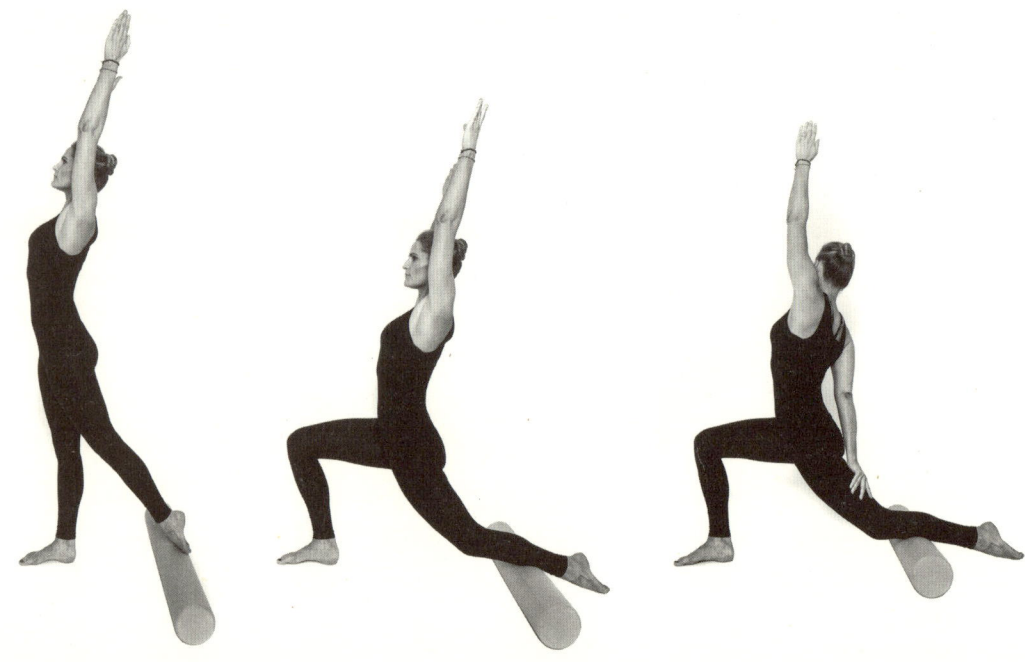

GLÄTTEN

Lendenmuskel-Rolle

→ Mit aufgestützten Unterarmen auf dem Bauch liegen, die Rolle liegt quer unter der linken Hüfte. Das linke Knie beugen, die Ferse zeigt zur Decke. Den rechten inneren Oberschenkel parallel zur Rolle positionieren.

→ Den Körper etwas nach rechts drehen, damit der Lendenmuskel auf der Rolle liegt, dann an der Verbindung von Hüfte und Lendenmuskel langsam nach oben und unten rollen (nicht mehr als fünf Zentimeter). Dabei ruhig weiteratmen.

Achtmal wiederholen, dann die Seite wechseln.

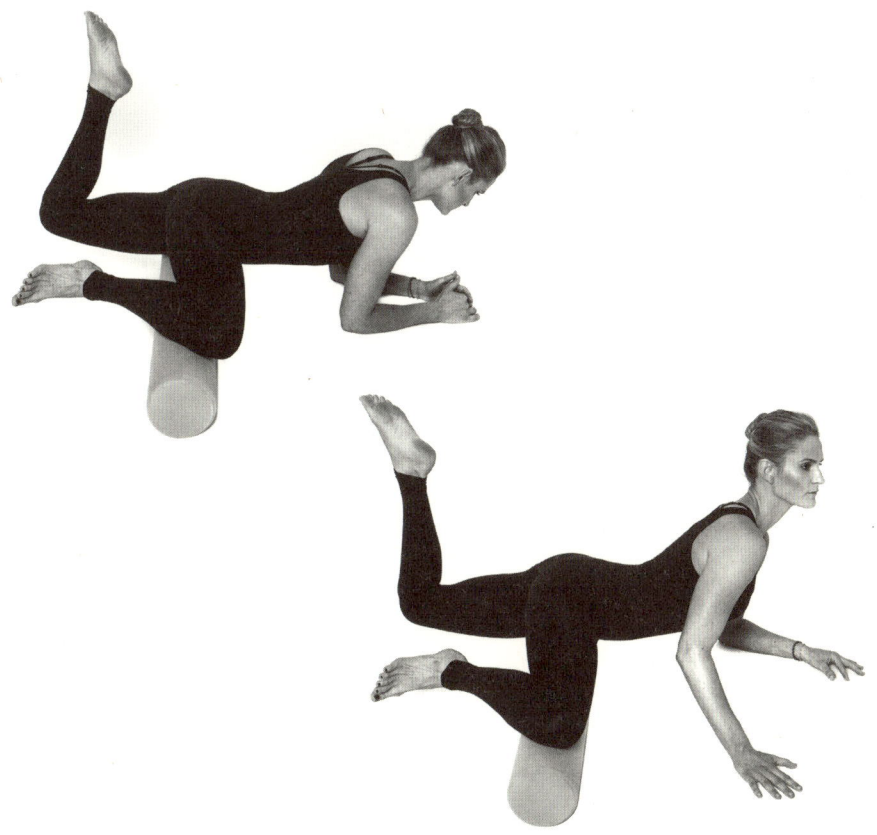

UMFORMEN

Die rollende Muschel

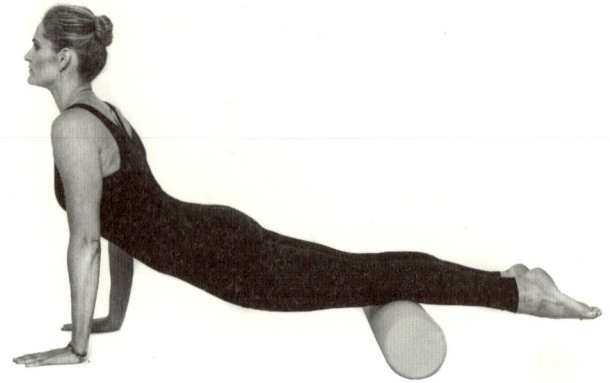

→ Auf dem Bauch liegend die Rolle unterhalb des Kniegelenks positionieren, die Beine liegen lang nebeneinander, die Zehen sind gestreckt. Die Hände schulterbreit auf der Matte aufsetzen, Arme strecken. Die Schultern befinden sich über den Handgelenken. Um die Schultern zu stabilisieren, einen Spieß vorstellen, der durch die Schultergelenke führt und sie so stützt.

→ Beim Einatmen damit beginnen, die Rolle zum Körper hin zu rollen, dabei den Rumpf heben und die Wirbelsäule rund machen; beim Ausatmen die Rolle weiter zu den Händen rollen, dabei die Hüften heben, den Bauch nach oben bringen und einziehen.

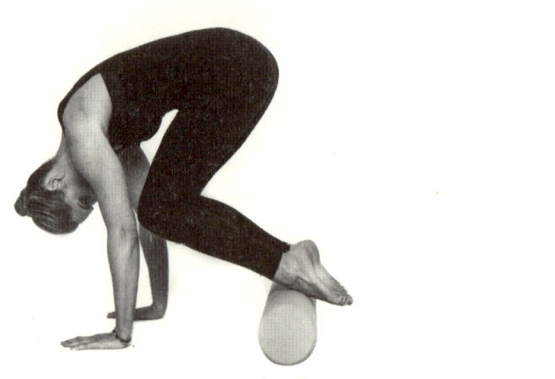

→ Beim Einatmen den Körper langsam mit Widerstand wieder sinken lassen; mit der Ausatmung den ganzen Weg zurück in die Ausgangsposition strecken.

Acht- bis zehnmal wiederholen.

Heuschrecke für Fortgeschrittene

→ Die Rolle knapp oberhalb der Knie platzieren, die Hände unter den Schultern, die Finger zeigen nach vorn. Beim Einatmen den Oberkörper hochdrücken, bis der Blick nach vorn gerichtet ist.

→ Beim Ausatmen die Ellbogen beugen, um den Oberkörper zu senken, über der Matte in der Luft schweben.

→ Beim Einatmen die Knie beugen, die Fersen zeigen zum Gesäß.

→ Beim Ausatmen die Beine wieder strecken.

→ Einatmen, dabei die Arme strecken und nach oben kommen; ausatmen und die Position einen Moment halten, dann die Übung von vorn beginnen.

Acht- bis zehnmal wiederholen.

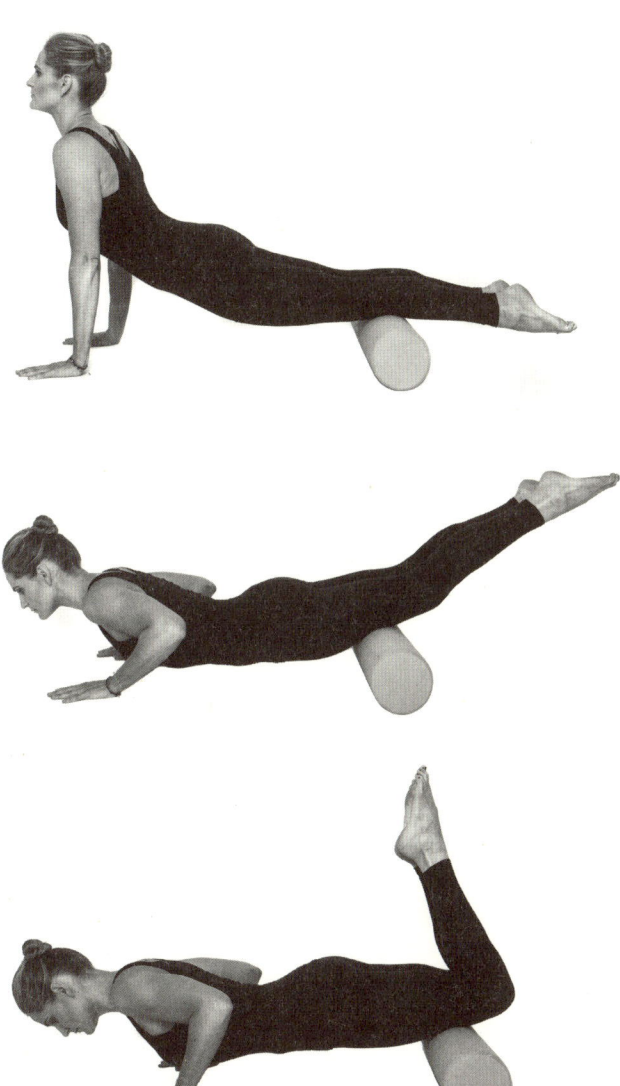

Emotionale Auswirkungen

→ Macht Mut, seinem Bauchgefühl zu folgen.

→ Hilft dabei, abträgliche Energien in Ihrem Leben zu reduzieren.

→ Schafft eine Verbindung zu sich selbst.

→ Stärkt Ihr Mitgefühl mit sich selbst und anderen.

Moment der Selbstfürsorge

Nichts ist besser geeignet, um einen im Moment zu verorten und Körper und Geist wieder ins Gleichgewicht zu bringen, als ein gutes, altmodisches Lachen. Lachen ist auch ein mächtiges Mittel gegen Konflikte und Stress, es trägt zur Stärkung des Immunsystems bei, löst Spannungen im Körper, setzt Endorphine frei und tonisiert den Bauch. Es kann Sie Ihre Last leichter tragen lassen, eine Verbundenheit mit anderen herstellen und Sie erden. Gönnen Sie sich heute das Geschenk des Lachens – sehen Sie sich eine romantische Komödie an, oder telefonieren Sie mit einer alten Freundin und tauschen Sie liebe und lustige Erinnerungen aus. Was auch immer Sie dazu bringt, herzlich zu lachen, genau dafür sollten Sie heute sorgen.

Was hält Sie zurück?

Rückwärtige Rumpfmuskulatur

Nachdem Sie die Vorderseite Ihres Rumpfes gründlich durchgearbeitet haben, wollen wir uns nun der Rückseite des Rumpfes zuwenden, um uns noch stärker auszubalancieren und die Speckröllchen weiter zu reduzieren. Darüber hinaus zeigt dieser Teil Ihres Körpers Ihnen, wie Sie sich in Ihrem Körper und Ihrem Leben zurückhalten. Unser Ziel für die Wirbelsäule und die Rückseite des Rumpfes ist es, dass Sie dort geschmeidig, flexibel und stark sind. Ihre Bewegung sollte im Rumpf entstehen und dann von dort aus durch den ganzen Körper gehen. Und noch wichtiger ist, dass Sie lernen, wie Sie loslassen und sich mit Ihrer eigenen authentischen Kraft verbinden können.

Heute möchte ich, dass Sie einen Blick auf die Situationen in Ihrem Leben werfen, in denen es Ihnen schwerfällt, offen und ehrlich zu sein, in denen Sie sich zurückhalten und damit verhindern, dass Sie sich zu Ihrem Vorteil durchsetzen. *Wo halte ich mich in meinem Leben zurück? Wo drücke ich mich nicht aus oder mache die Dinge nicht, die ich eigentlich machen möchte? Lebe ich mein Leben mit einem ständigen Blick in die Vergangenheit? Wo halte ich mich mit Entscheidungen für mein Leben zurück, und wie kann ich damit beginnen, mich vorwärtszubewegen?*

WARM-UP

Roll-down an der Wand

→ Hüftbreit aufrecht an eine Wand gelehnt stehen, die Knie sind locker, der Kopf und das Kreuzbein berühren die Wand, die Füße sind etwas davon entfernt.

→ Beim Einatmen leicht die Knie beugen. Beim Ausatmen langsam die Wirbelsäule Wirbel für Wirbel nach vorn rollen, bis Arme und Kopf herunterhängen. Nacken und Schultern sind entspannt.

→ Knie noch ein paar Zentimeter beugen, sodass das Gesäß die Wand etwas herunterrutscht.

→ Die Knie wieder strecken (aber locker lassen), langsam wieder in den Stand kommen und mit Gesäß und Sitzbeinhöckern die Wand emporgleiten, sodass die Rückseite des Rumpfes und die Oberschenkelmuskeln sich entspannen.

Sechsmal wiederholen.

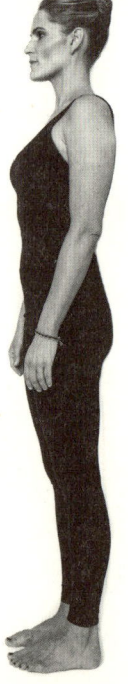
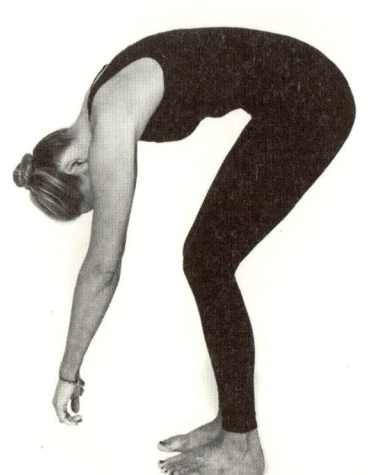

GLÄTTEN

QL-Rolle

→ In Rückenlage die Rolle unter der Taille platzieren.

→ Das linke Knie beugen, den rechten Fuß mit der Fußaußenkante auf dem linken Oberschenkel ablegen. Die Unterarme sind auf der Matte abgestützt, die Handflächen liegen auf der Rolle, Daumen nach innen. Den Körper nach rechts lehnen, sodass etwas
Druck auf den rechten Quadratus lumborum (QL), den quadratischen Lendenmuskel im unteren Rücken zwischen der untersten Rippe und der oberen Hüfte, ausge-
übt wird.

→ Rolle stabil halten, den linken Fuß in die Matte pressen und mit dem Einatmen das
Steißbein nach oben bringen. Beim Ausatmen Steißbein zurücksinken lassen.

Achtmal wiederholen, dann die Seite wechseln.

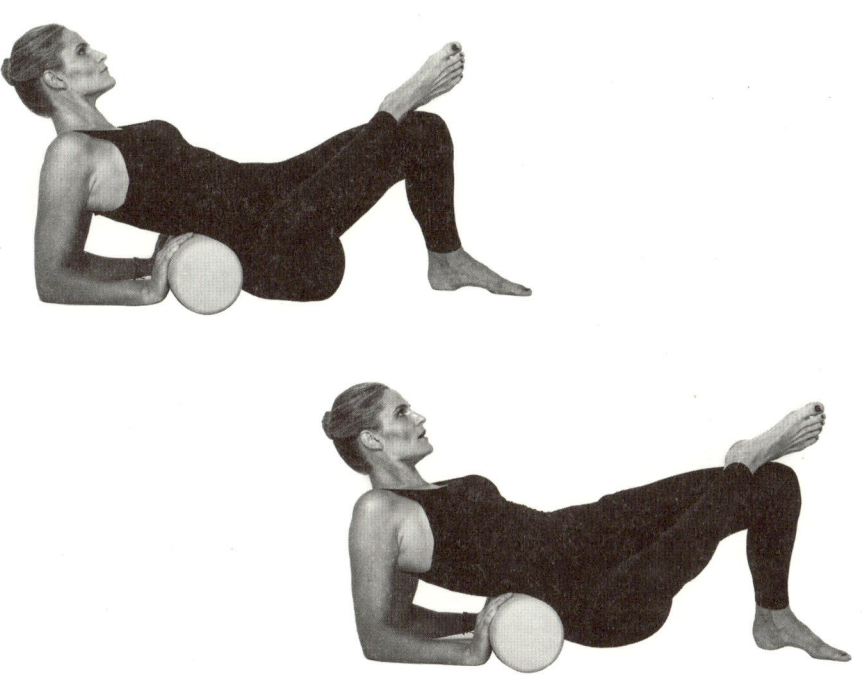

Wie ein Ball rollen

→ Auf der Matte sitzen, die Knie sind gebeugt, die Rolle liegt vor den Schienbeinen auf den Füßen und wird an beiden Enden mit den Händen gehalten. Die Schultern entspannen, den Rücken breit machen, die Bauchmuskeln spüren und die Wirbelsäule vom Kopf bis zum Steißbein in eine C-Form beugen. Die Füße von der Matte heben und auf oder dicht hinter den Sitzbeinhöckern balancieren.

→ Mit der Einatmung untere Bauchmuskeln einziehen und sich mit der Schwerkraft nach hinten bis auf die Schultern rollen lassen, wodurch das Gewebe um die Wirbelsäule massiert wird. C-Form beibehalten.

→ Beim Ausatmen in die aufrechte Position zurückkehren und eine Pause machen, um sich auszubalancieren. Der Bauch bleibt eingezogen und die Wirbelsäule in der C-Form.

Achtmal wiederholen.

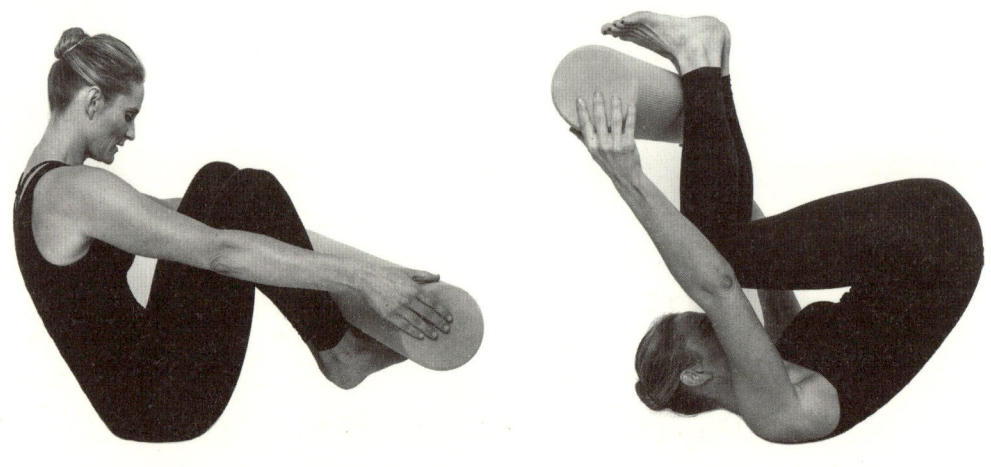

UMFORMEN

Roll-up

→ Rückenlage, die Rolle liegt unter dem unteren Ende der Waden.

→ Mit dem Einatmen das Kinn zur Brust ziehen und die Wirbelsäule hoch und vornüber wölben, wie eine anrollende Welle.

→ Beim Ausatmen noch weiter nach vorn wölben, Knie lockern, den Bauchnabel zur Wirbelsäule ziehen und mit dem ganzen Körper eine U-Form bilden.

→ Beim Einatmen damit beginnen, die Wirbelsäule Wirbel für Wirbel wieder nach unten zu rollen. Beim Ausatmen weiter nach unten bis auf die Matte rollen, dabei den Bauchnabel zur Wirbelsäule ziehen und die Hüften und den unteren Rücken entspannen.

Sechs- bis achtmal wiederholen.

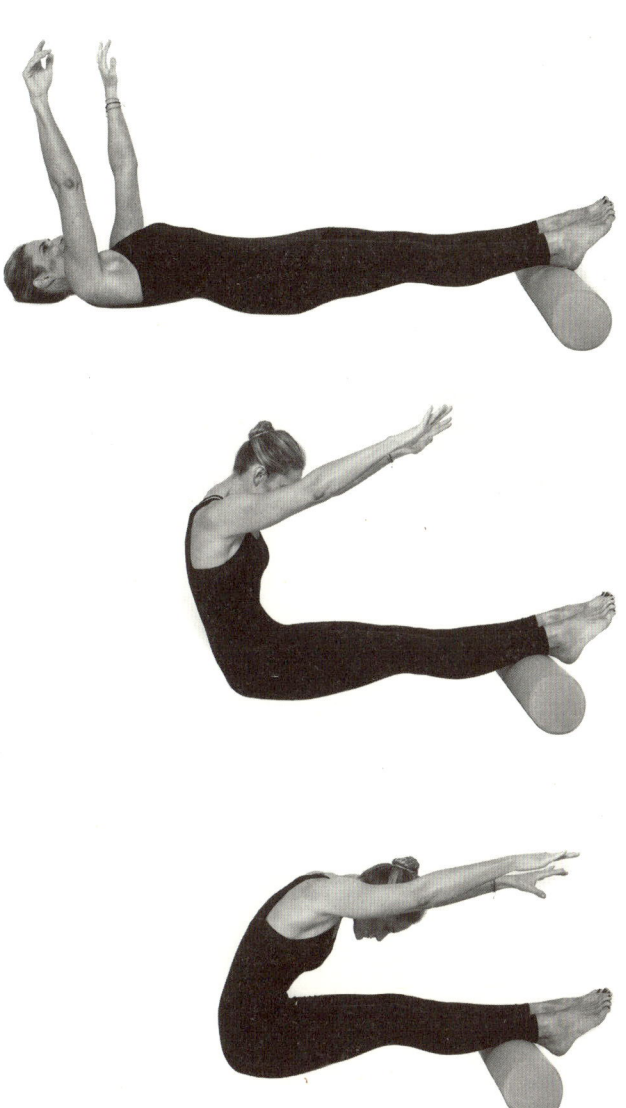

Roll-over mit Öffnen der Beine

→ Rückenlage auf der Matte, die Rolle ist unter dem Kreuzbein platziert, sodass die Hüften auf der Rolle liegen, die Beine sind gerade zur Decke gestreckt. Die Hände auf die Rolle legen und die Ellbogen leicht beugen, um Schultern und Brust zu öffnen und den Trizeps zu aktivieren.

→ Einatmen und die Beine um 45 Grad zum Oberkörper senken, dabei mit dem Rumpf arbeiten, um den unteren Rücken zu entlasten.

→ Ausatmen und die Beine über den Kopf nach hinten bringen, der Körper ist in der Luft, die Bauchmuskeln und rückseitigen Oberschenkelmuskeln sind aktiv.

→ Beim nächsten Einatmen langsam Wirbel für Wirbel nach unten zur Matte rollen, gleichzeitig die Beine zur Seite öffnen und sie kontrolliert absenken.

→ Mit dem Ausatmen die Beine wieder in einen 45-Grad-Winkel zurück- und nach oben ziehen. Bauchmuskeln, Beine und Trizeps sind aktiviert, während die Wirbelsäule gedehnt ist.

Sechsmal wiederholen.

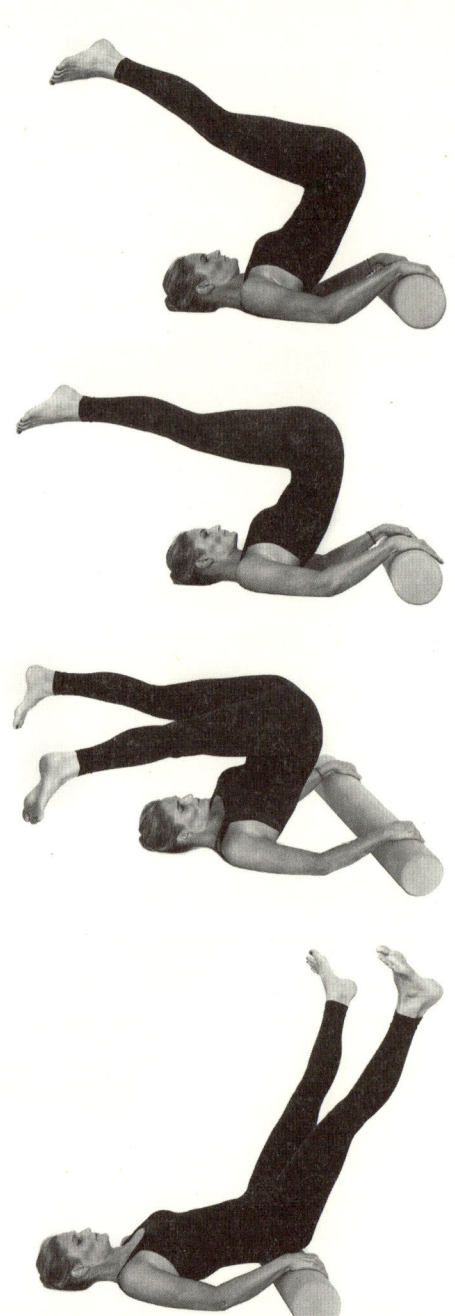

Emotionale Auswirkungen

→ Stärkt die Selbstentfaltung und die Selbsterkenntnis.

→ Vertieft emotionale Verbundenheit.

→ Schafft Leichtigkeit beim Mitteilen Ihrer Emotionen.

→ Bewirkt ein tieferes Selbstgefühl.

→ Schafft eine Verbindung zu Ihren Bedürfnissen.

→ Macht es einem leicht, man selbst zu sein.

Moment der Selbstfürsorge

Eine großartige Möglichkeit, seine Wünsche und Ziele zu konkretisieren und sich immer wieder an sie zu erinnern, ist ein so genanntes Vision Board oder eine Wunsch-Collage. Diese Wand mit Bildern Ihrer Wünsche hilft Ihnen dabei, Ihr Leben mit dem, was Sie eigentlich anstreben, in Einklang zu bringen. Viele halten ein Vision Board für einen wesentlichen Schritt auf dem Weg zum Erfolg. Da positives, zielgerichtetes Denken der Schlüssel zum Erreichen seiner Ziele ist, sind deren Definition und Konkretisierung in Bildern ein wichtiger Teil, um erfolgreich zu sein. Vision Boards erinnern Sie daran, was Sie tun und was Sie nicht tun sollten, damit Ihre Wünsche sich erfüllen. Die Bilder und Worte darauf sollten Ihre höchsten Prioritäten im Leben repräsentieren. Wie soll man auch wissen, was man im Leben will, wenn man es nicht definiert?

Finden Sie Bilder, die die Erlebnisse, Gefühle und Dinge darstellen oder symbolisieren, die Sie sich wünschen und die Sinn und Zweck in Ihr Leben bringen. Nehmen Sie sich Zeit und wählen Sie Fotos, Zeitschriftenausschnitte, Bilder und Postkarten – alles, was Sie inspiriert oder Ihnen etwas bedeutet. Seien Sie kreativ und haben Sie Spaß am Suchen und Finden der Bilder! Wenn Sie mit dem Sammeln fertig sind, heften Sie die Bilder an eine Pinnwand. Diese Wunsch-Collage dient nun dazu, Ihnen immer wieder vor Augen zu führen, was Sie im Leben wirklich wollen, und das hilft Ihnen, zielstrebig an der Erreichung Ihrer Ziele zu arbeiten. Bringen Sie die Collage an einer Stelle an, wo Sie sie jeden Tag sehen, damit die Bilder sich Ihrem Unterbewusstsein einprägen.

Bekommen Sie Ihren Kopf frei!

Schlüsselbein, Hals, Kiefer, Gesicht und Kopf

Gratuliere – Sie haben den letzten Tag des Programms erreicht! Wir hören mit Schlüsselbein, Hals, Kiefer und Gesicht auf, was mir angemessen erscheint, da ich diesen Teil unseres Körpers gern als unseren Champagnerkorken ansehe. Lassen wir also den Korken frei, um das Ende dieser Reise zu feiern – oder zumindest den ersten Teil der Reise!

Mit dieser Übungssequenz wird Ihr Hals aufgerichtet und Stress in Ihrem Kopf und Ihrem Kiefer abgebaut. Die Übungen werden auch zu einer Ausgeglichenheit zwischen Körper und Geist, zwischen Ihrem eigenen vernünftigen Abwägen und Ihrem inneren Wissen beitragen. Auf der körperlichen Ebene können sie den Alterungsprozess in Ihrem Kopf, Ihrem Hals und Ihrem Gesicht dramatisch verzögern und sogar teilweise rückgängig machen. Das Lösen übermäßiger mentaler Anspannung und die Beruhigung eines überaktiven Geistes fördern darüber hinaus ein jugendlicheres Auftreten.

Stellen Sie sich die folgenden Fragen, während Sie Ihre 21-tägige Reise beenden: *Möchte ich auf alles eine vernünftige Antwort haben? In welchem Maß werde ich im Leben von Gefühlen beziehungsweise rationalen Überlegungen geleitet? Bin ich jemand, der sich ständig über alles den Kopf zerbricht? Hänge ich zu viel in meinen Gedanken fest?* Achten Sie auf die Momente, in denen Sie nur noch vom Kopf bestimmt sind oder in denen Sie völlig vereinnahmt davon sind, sich Gedanken zu machen, Dinge herauszufinden oder Dinge herbeiführen zu wollen. Entspannen Sie in diesen Momenten ganz bewusst die Muskeln in Ihrem Kopf, Ihrem Gesicht, Ihrem Kiefer und Nacken, um jünger auszusehen, sich jünger zu *fühlen* und ruhiger und zufriedener zu sein.

WARM-UP

Halsdrehung mit Kieferstreckung

→ Im Schneidersitz auf der Rolle sitzen, die Arme hinter sich nach unten strecken und die Finger verschränken. Die Fingerknöchel nach unten Richtung Matte drücken.

→ Einatmen und den Kopf nach rechts drehen, die Brust bleibt dabei offen und nach oben gezogen. Vollständig ausatmen, dann das Kinn heben und den Unterkiefer weg vom Hals strecken, sodass ein Vorbiss entsteht. Kiefer wieder entspannen und mit dem Einatmen den Kopf zurück zur Mitte drehen.

Sechs- bis achtmal pro Seite wiederholen, dabei die Seiten abwechseln.

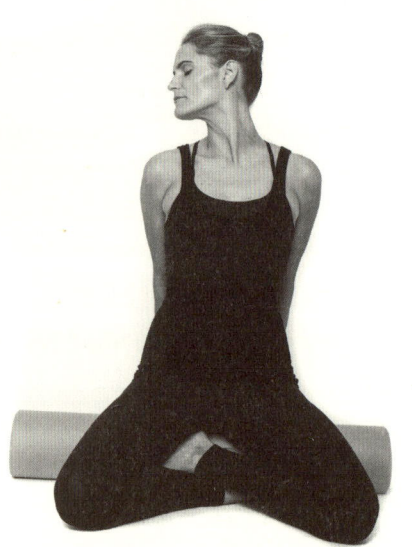
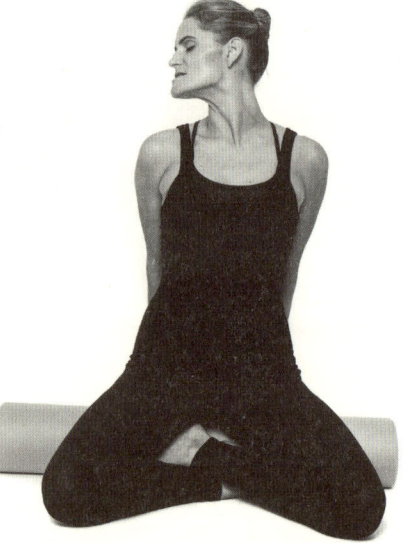

GLÄTTEN

Schlüsselbein-Ausrichtung

→ Die Rolle unter den oberen Rücken legen, die Arme hinter die Rolle bringen. Die Ellbogen sind gebeugt, die Handflächen zeigen nach oben. Die Knie anziehen und die Füße nebeneinander aufstellen.

→ Beim Ausatmen gleichzeitig die Knie nach links sinken lassen und nach rechts schauen.

→ Beim Einatmen wieder zur Mitte kommen. Ausatmen und dabei die Knie nach rechts sinken lassen und nach links schauen. Einatmen und zurück zur Mitte kommen.

Achtmal wiederholen.

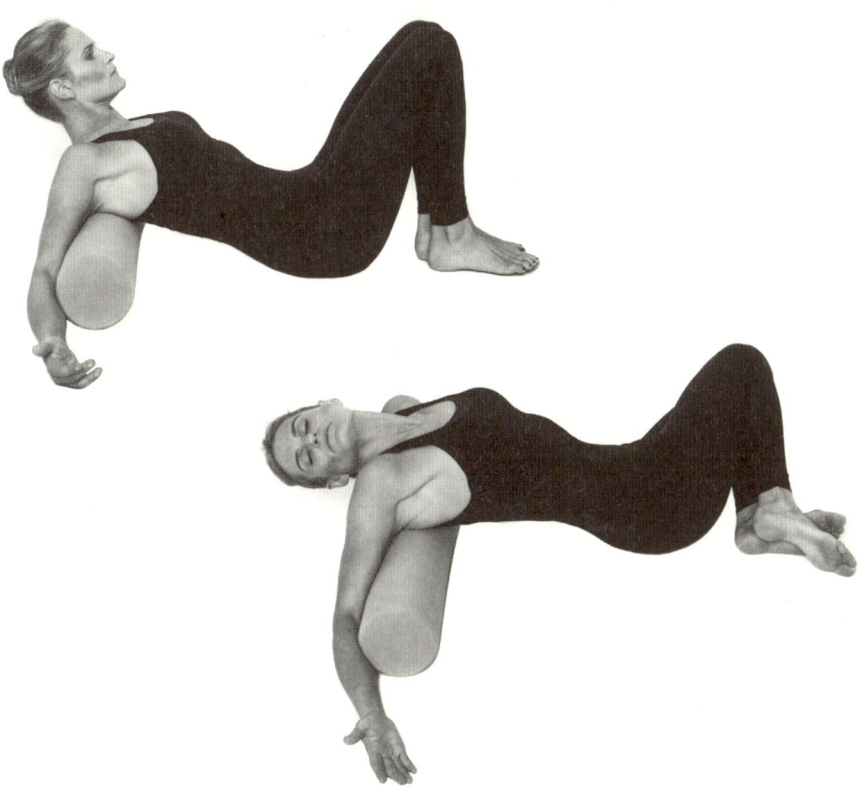

Halsmassage

→ In Rückenlage die Rolle unter dem Hals im Übergangsbereich zum Kopf platzieren. Mit den Händen beide Rollenenden greifen, um die Arme zu strecken und die Rolle stabil zu halten.

→ Mit der Einatmung den Kopf nach links drehen und spüren, wie die Rolle sanft den Hals massiert.

→ Mit der Ausatmung den Hals zurück zur Mitte drehen.

→ Mit der nächsten Einatmung den Kopf nach rechts drehen, mit der Ausatmung wieder zur Mitte.

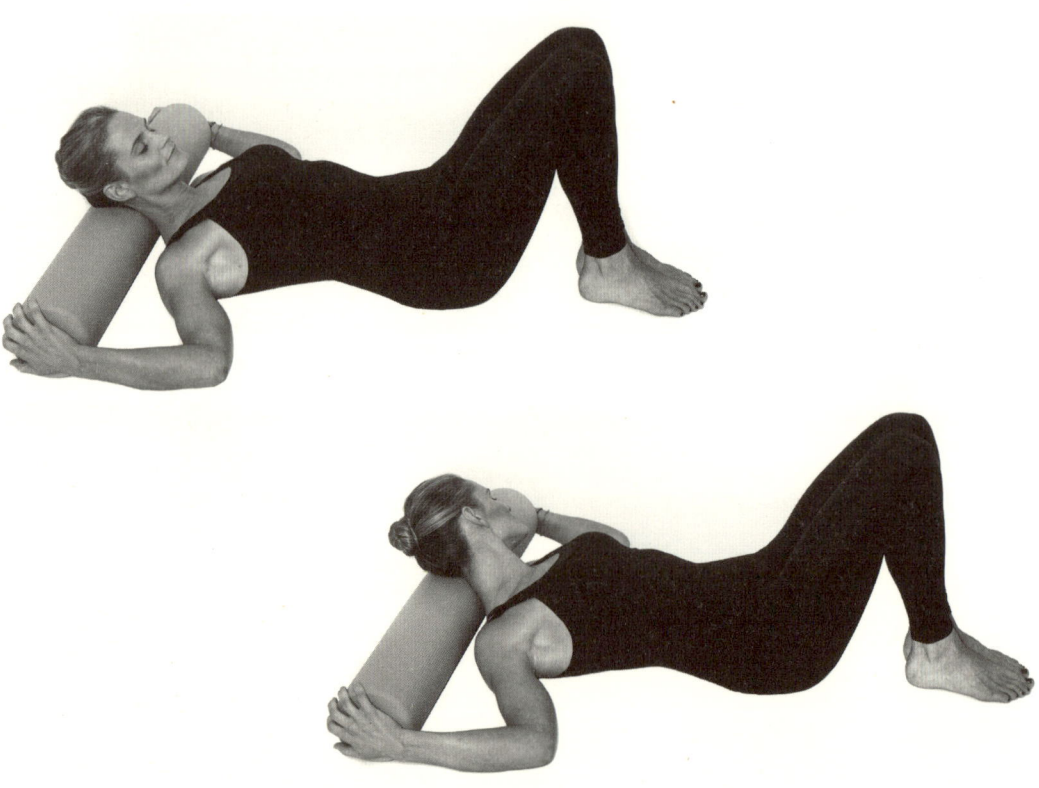

Meerjungfrau mit Nacken-dehnung

→ Im Sitzen das rechte Schienbein vor sich platzieren und das linke Schienbein zur linken Seite ausstrecken, sodass die Knie in einer Linie liegen. Die Rolle rechts vor sich positionieren und die Handflächen auflegen. Oberkörper und Kopf anheben.

→ Beim Einatmen die Rolle die Unterarme hinauf bis unter die Ellbogen rollen.

→ Beim Ausatmen wieder in die Ausgangsposition zurückrollen.

→ Beim Einatmen die Arme in einem Schwung nach links führen, die linke Hand stützt sich leicht auf der Matte hinter dem linken Knie auf, der rechte Arm greift über den Kopf, und die Hand wird auf das linke Ohr gelegt.

→ Beim Ausatmen den Oberkörper nach links drehen und den rechten Ellbogen in Richtung des linken Knies ziehen, um sich rund zu machen und die rechte Nackenseite zu öffnen.

→ Beim Einatmen zurück zur Mitte kommen.

Sechs- bis achtmal wiederholen, dann die Seite wechseln.

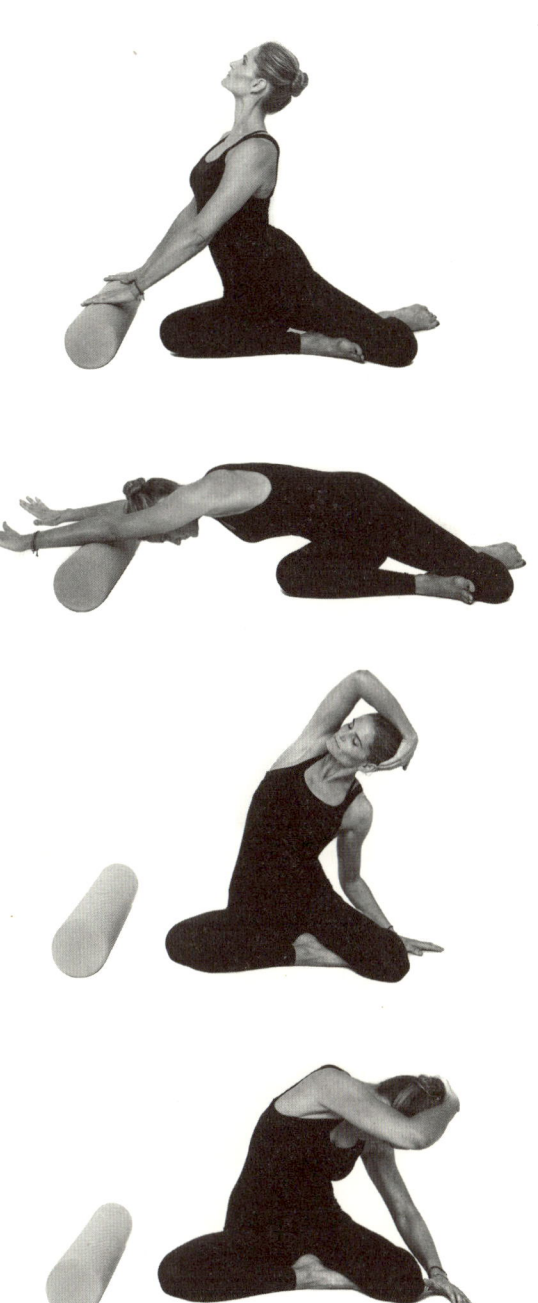

UMFORMEN

Rollender Schwan mit Halsdrehung

→ In Bauchlage auf die Matte legen, die Arme sind mit nach oben weisenden Daumen lang nach vorn ausgestreckt, die Rolle ist unter dem Ellbogen platziert. Die Fersen vom Herzen wegdrücken, dabei spüren, wie sich die Energie in entgegengesetzte Richtungen ausbreitet und die Wirbelsäule sich dehnt.

→ Beim Einatmen die Rolle auf sich zurollen, dabei die Wirbelsäule strecken und Kopf und Oberkörper heben, während die Schultern nach hinten gerollt werden. Das Gesäß die ganze Zeit entspannt halten, damit sich der untere Rücken beim Hochkommen nicht verklemmt. Beim Ausatmen ganz nach oben kommen, dabei Bauchmuskeln nach oben und innen ziehen.

→ In dieser hochgestreckten Haltung einatmen und den Kopf nach rechts drehen. Ausatmen und Kopf zur Mitte zurückdrehen. Beim nächsten Einatmen Kopf nach links drehen und beim nächsten Ausatmen wieder zur Mitte.

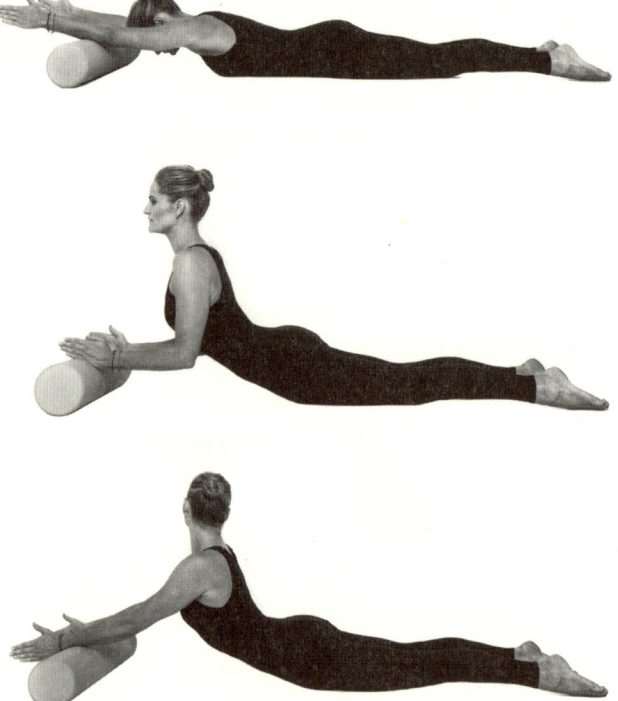

→ Mit der nächsten Einatmung beginnen, sich langsam mit etwas Widerstand zurücksinken zu lassen, beim Ausatmen ganz nach unten sinken.

Achtmal wiederholen.

Emotionale Auswirkungen

→ Befreit Ihren Kopf und lässt Sie die Gegenwart genießen.

→ Schafft eine Verbindung zu Ihrem inneren Wissen, dem »dritten Auge«.

→ Vermindert das andauernde Sich-Gedanken-Machen.

→ Hilft Ihnen, sich nicht krampfhaft anzustrengen.

Moment der Selbstfürsorge

Eine Kopfmassage bei sich selbst kann eine erstaunliche therapeutische Wirkung haben. Anspannung schmilzt buchstäblich dahin, nicht nur in Ihrem Kopf, sondern im ganzen Körper. So eine Massage kann sogar den Schlaf verbessern, Stress reduzieren, das Nervensystem beruhigen und den Haarwuchs fördern. Diese einfache und wirkungsvolle Methode können Sie überall und jederzeit durchführen.

Beginnen Sie, indem Sie mit Zeige- und Mittelfinger beider Hände Ihre Schläfen sanft in kleinen Kreisen massieren. Bewegen Sie dann Ihre Finger nach und nach über die gesamte Kopfhaut und halten Sie einen gleichmäßigen, angenehmen Druck aufrecht, während Sie sich vom Haaransatz nach hinten bis zum Hals vorarbeiten. Dieser sanfte Druck auf den sensiblen und sehr aufnahmefähigen Kopfbereich trägt dazu bei, Körper und Geist zu beruhigen und Spannungen abzubauen, die sich durch die Reizüberflutung des täglichen Lebens in uns ansammeln.

Sie haben mein 21-Tage-Programm beendet. Fantastisch! Nehmen Sie sich einen Moment Zeit und honorieren Sie die Tatsache, dass Sie erstaunliche neue Möglichkeiten gelernt haben, um Ihre Körperform und Ihre Ausstrahlung zu Ihrem Besten umzugestalten, und dass Sie dabei sind, diese Übungen zu einem täglichen Ritual zu machen. Sie sind auf dem Weg zu Ihrem größeren, schlankeren, ruhigeren und jugendlicheren Selbst. Bravo!

Halten Sie nun die Dinge am Laufen … machen Sie weiter mit Übungen, die Ihren Körper mit Ihrem Geist in Einklang bringen!

Tipps für Ihre Gesundheit

Während Sie mit dem 21-Tage-Programm nun auf dem besten Weg sind, Ihren Körper und Geist wie eine gut geölte Maschine im Gleichklang zum Summen zu bringen, bleibt es doch eine Tatsache, dass das Leben weitergeht. Viele von uns haben mit andauernden Schwierigkeiten zu kämpfen oder sehen sich immer wieder einmal besonders stressigen oder schwierigen Zeiten ausgesetzt. Dann brauchen wir aufgrund unserer körperlichen oder emotionalen Reaktionen etwas extra Fürsorge oder ein paar Streicheleinheiten, die gezielt unser Wohlbefinden wiederherstellen.

Die folgenden Übungen bieten Ihnen Trost- und Stärkungsmittel, die Sie je nach Bedarf zielgerichtet einsetzen können – ob Sie nun gerade unter Schlaflosigkeit, innerer Unruhe oder einem Gefühl der Angst leiden. Wann immer Sie eine extra Stärkung brauchen, blättern Sie in diesen Seiten, um die Übungen zu finden, die Ihren Körper in der entsprechenden Situation am besten entspannen und Ihre Seele beruhigen.

So wunderbar und hilfreich sie ist, die Arbeit mit der Faszienrolle ist kein Allheilmittel. Sollten Sie Bedenken haben oder vermuten, dass Sie eine ernsthafte psychische Krankheit haben, lassen Sie sich unbedingt von einem geschulten Arzt oder Psychologen behandeln.

Ängste wegrollen

Gefühle von Sorge, Furcht und Anspannung sind eine völlig normale Reaktion auf Belastungen im Leben. Ist der Zustand der Ängstlichkeit jedoch dauerhaft oder unangemessen übersteigert, kann das symptomatisch für eine Angststörung sein. Angststörungen – oder das Erlebnis von Furcht, Sorgen, Panik oder Ängsten in ganz normalen Situationen – sind die häufigste psychische Erkrankung weltweit. Zu den körperlichen Merkmalen einer Angststörung gehören zum Beispiel plötzliche Panikattacken ohne realen Auslöser, Kopfschmerzen, Müdigkeit, Anspannung, Schluckbeschwerden, Zittern, Zucken, Gereiztheit, Schwitzen und Hitzewallungen. Emotionale Symptome können Besorgnis, Furcht, ständiges Grübeln und Katastrophenängste sein.

Wenn jemand unter extremen Angstgefühlen leidet, kann durch ein nagendes Gefühl der Sorge oder einer ganz allgemeinen Angst die Fähigkeit eingeschränkt werden, Beziehungen zu knüpfen oder aufrechtzuerhalten, zu arbeiten oder im Extremfall sogar das Haus zu verlassen. Angst aktiviert unseren Flucht-oder-Kampf-Mechanismus, auch dann, wenn es gar keine realen Risiken oder Bedrohungen gibt. Das Gefühl, in Gefahr zu sein, lässt einen nicht los. Eine gute Möglichkeit, um den Kopf freizubekommen und den Geist zu verjüngen, sind tägliche Bewegungsübungen, die einen positiven Einfluss auf Körper und Geist haben.

Stellen Sie sich diese Übungen als eine mentale Pause vor, in der Sie in Kontakt mit Ihrem Körper treten und sich das Gedankenkarussell in Ihrem Kopf verlangsamt. Denn das geschieht, wenn Sie durch die Konzentration auf Atem und Bewegung ganz im gegenwärtigen Moment sind. Die unten empfohlenen Übungen helfen, sich geerdeter und ruhiger zu fühlen, beruhigen das Nervensystem und lösen Anspannungen. Stärkende Stellungen, Umkehrstellungen und Stellungen, bei denen man sich nach vorn

beugt, sind besonders beruhigend für Körper und Geist und tragen dazu bei, extreme Ängstlichkeit zu reduzieren oder gar nicht erst entstehen zu lassen. Stellungen, bei denen man sich nach hinten beugt, stärken die Beine, öffnen die Brust und stimulieren Bauchorgane, Lungen und Schilddrüse, was wiederum gegen Ängstlichkeit wirkt, das zentrale Nervensystem beruhigt und den Geist entspannt, während die Übungen gleichzeitig Wirbelsäule, Hüften und Nacken stärken. Zeit, um sich zu öffnen und den mentalen Stress wegzurollen!

Die Knoten wegrollen (Seite 127)
Roll-up (Seite 193)
Brücke (Seiten 70, 141)
Brustdehnung im Stehen (Seite 38)

Sagen Sie Ihrer Ängstlichkeit Goodbye

→ **Machen Sie sich warm.** Studien haben ergeben, dass es Anspannung und Ängstlichkeit reduziert, wenn man seinen Körper erwärmt. Warme Gefühle wie die Sonne auf dem Rücken, ein warmes Bad, eine Sauna, ein gemütliches Feuer im Kamin oder auch eine Tasse heißer Tee können die Neurotransmitter verändern, die die Stimmung kontrollieren, zum Beispiel Serotonin. Für eine zusätzlich entspannende und beruhigende Wirkung können Sie noch ein paar Tropfen ätherisches Lavendelöl in Ihr Badewasser geben.

→ **Essen Sie Eier.** Eier sind eine der besten natürlichen Quellen für B-Vitamine, die wichtig für die Gesundheit des Gehirns sind.

→ **Gönnen Sie sich ein bisschen Schokolade!** Eine gute Nachricht: Stimmungsaufhellende dunkle Bio-Schokolade ohne Zucker und Milch ist eine großartige Option, um Ängstlichkeit abzubauen. Durch diese Schokolade wird Cortisol reduziert, das Stresshormon, das Ängstlichkeit verursacht.

→ **Machen Sie eine Dankesliste.** Studien haben gezeigt, dass es Ängstlichkeit abmildern kann, wenn man Gefühle des Danks ausdrückt. Schalten Sie in die Das-Glas-ist-halb-voll-Einstellung und beginnen Sie ein Dankestagebuch, um sich nicht mehr so erdrückt zu fühlen.

→ **Selbst-Akupressur.** Drücken Sie die Stelle zwischen Daumen und Zeigefinger des Handrückens. Das Stimulieren der Blutzirkulation an diesem Punkt baut Anspannung, Stress und Ängstlichkeit ab.

Den Blues wegrollen

Mehr als 350 Millionen Menschen weltweit leiden unter Depressionen. Die Folgen können negative Einflüsse auf das Familienleben und die Leistungen bei der Arbeit sein und sogar Ess- und Schlafstörungen und eine Verschlechterung der Gesundheit allgemein. Symptome sind meist wenig Energie, eine traurige Grundstimmung, eine geringe Selbstwertschätzung, Interesselosigkeit und die Unfähigkeit, Freude zu empfinden. Häufig sind Gefühle von Groll, Hoffnungslosigkeit und Verzweiflung vorherrschend. Die meisten depressiven Menschen haben wenig Energie, was es für sie schwer macht, mit den täglichen Anforderungen umzugehen. Oft fühlen sie sich schon von ganz normalen Aufgaben und dem Umgang mit menschlichen Beziehungen überfordert. Wir Frauen müssen besonders achtsam sein, denn bei Frauen ist die Wahrscheinlichkeit, im Laufe ihres Lebens von einer Depression betroffen zu sein, 70 Prozent höher als bei Männern.

Die folgenden Übungen enthalten stärkende Bewegungen, Ängste besiegende Rückbeugen und ein Mittel, um belastende Gedanken und Anspannungen im Körper loszulassen.

Bringen Sie Licht in Ihr Leben

→ **Versorgen Sie sich mit Vitamin D.** Sehr viele Menschen leiden unter einem Mangel an Vitamin D, oft auch als Sonnenvitamin bezeichnet. Ein sonniger Tag hebt die Stimmung, und Studien zeigen, dass dadurch sogar der Serotoninspiegel steigt. Um Ihre tägliche Dosis Vitamin D zu bekommen, verbringen Sie 20 Minuten ohne Sonnenschutz im Freien oder nehmen Sie ein Vitamin-D-Präparat ein.

→ **Gönnen Sie sich Akupunktur.** Studien zeigen, dass Akupunktur ein großartiges Mittel gegen Depressionen ist. Der Körper reagiert auf das Setzen der Nadeln mit der Ausschüttung von Endorphinen, die dazu beitragen, dass man sich glücklicher, ruhiger, entspannter und weniger abgeschlagen fühlt.

→ **Knabbern Sie Kürbiskerne.** Kürbiskerne sind ein wunderbares Mittel, um den Blues zu besiegen, denn sie enthalten Magnesium, Tryptophan und Omega-3-Fettsäuren. Das Gehirn bekommt Nahrung, Ihre Stimmung wird angehoben und die Produktion von Serotonin angeregt.

Rollen für die Verdauung und gegen Völlegefühl

Eine gute Verdauung ist der Schlüssel zu einer strahlenden Gesundheit. Völlegefühl, Verstopfung, Reizdarmsyndrom und Unbehagen und Schmerzen im Bauchraum sind Zeichen eines gestressten oder zu träge arbeitenden Verdauungstrakts. Die Verdauung zu fördern führt zu einer regelmäßigen Ausscheidung, wodurch der Körper Giftstoffe beseitigt und gesund bleibt. Eine langsame und unregelmäßige Verdauung leistet Krankheiten Vorschub. Sogar die ganz normale Erkältung hängt mit einem Ungleichgewicht an Energie zusammen, das im Verdauungstrakt beginnt.

Glücklicherweise sind Übungen mit der Rolle ein wunderbares Mittel, um die Verdauungsfunktionen zu verbessern, weil sie die Blutzirkulation im Bauchraum anregen und dem Körper helfen, die Nahrung durch den Magen-Darm-Trakt zu bewegen. Sogar Entzündungen können in der Folge besser abheilen. Und weil die Rollenübungen Stressgefühle reduzieren und das sympathische Nervensystem beruhigen, wird auch dadurch wiederum die Verdauung gefördert und reguliert. Die im Folgenden empfohlenen Drehbewegungen üben sanften Druck auf den Bauchraum aus und wirken so wie eine Massage.

Natürlich spielt auch unsere Nahrung eine große Rolle für unsere Verdauung. Durch diese Übungen wird Ihnen Ihr Bauch mit seinen Bedürfnissen stärker bewusst werden, und schon bald werden Sie feststellen, dass Sie besser auf eine gute Auswahl an Lebensmitteln achten, weniger Heißhunger auf Zuckriges verspüren und Nahrung wählen, die Ihnen mehr Lebensenergie spendet und ein tieferes Gefühl der Ausgeglichenheit, der Harmonie und des Wohlbefindens schenkt.

Übungen, bei denen Sie sich vornüberbeugen und sich im Rumpf drehen, stimulieren die Bauchorgane und erhöhen gleichzeitig die Effizienz der Darmtätigkeit, so mindern sie Verstopfungen und helfen gegen Aufstoßen und Gasentwicklung.

Schnee-Engel (Seite 39)
Roll-up (Seite 193)
Rollender Schwan (Seite 42, 107, 129, 202)

Völlegefühl verbannen

→ **Nehmen Sie Probiotika zu sich.** Probiotika unterstützen die »guten« Darmbakterien. Studien zufolge tragen sie dazu bei, Verdauungsprobleme zu bewältigen und unser Immunsystem zu stärken. Diese natürlichen Mikroben kann man in Form von Nahrungsergänzungsmitteln oder bestimmten Lebensmitteln wie Joghurt und milchsauer vergorenen Produkten zu sich nehmen.

→ **Trinken Sie Ingwertee.** Die antientzündlichen und antibakteriellen Eigenschaften des Ingwers können den Bauch entspannen, Magenkrämpfe lindern, Gasbildung vermindern, bei Übelkeit, Verdauungsproblemen und auch Völlegefühl helfen. Für Ingwertee ein paar Scheiben Ingwer abschneiden, schälen, mit kochendem Wasser übergießen und ein paar Minuten ziehen lassen.

→ **Kauen Sie Fenchelsamen oder trinken Sie Fencheltee.** Fenchel ist wunderbar geeignet, um den Magen-Darm-Bereich zu entspannen, und wird schon seit Jahrhunderten in der ayurvedischen und europäischen Heilkunde für medizinische Zwecke eingesetzt. Fenchelsamen zu kauen oder Fencheltee zu trinken lindert Völlegefühl, Verstopfung und Gasbildung. Fenchel fördert die Bildung von Verdauungsenzymen, die auf gesunde Art den Appetit reduzieren, und hilft beim Ausschwemmen von überschüssigem Wasser aus dem Gewebe. In Indien ist es bei vielen Familien Brauch, zur Förderung der Verdauung nach der Mahlzeit Fenchelsamen zu kauen.

→ **Springen Sie auf dem Trampolin.** Noch

ein guter Grund für das Trampolinspringen! Nur ein paar Minuten täglich auf dem Trampolin zu hüpfen fördert Verdauung und Ausscheidung. Warten Sie aber nach einer Mahlzeit ein paar Stunden, um nicht mit vollem Magen zu springen.

Rollen gegen Schlafstörungen

Immer mehr Menschen in Deutschland und weltweit leiden unter Schlafstörungen. Von Schlafstörungen spricht man, wenn man nicht einschlafen kann oder nicht lange genug schlafen kann, um ausgeruht und erholt aufzuwachen, und wenn dieser Zustand länger anhält. Die Welt sieht so viel belastender und anstrengender aus, wenn man nicht ausgeruht ist. Aber keine Angst – es gibt Hilfe! Die folgenden Übungen unterstützen Sie dabei, sich mit Ihrem Körper und Ihrem Atem zu verbinden, Spannungen abzubauen und Ihren Geist zu beruhigen. Die Kombination von Bewegungen und Atemzügen reguliert Ihr Nervensystem, sodass Stress reduziert wird, Sie sich im gegenwärtigen Moment befinden und besser schlafen. Führen Sie die Übungen regelmäßig vor dem Schlafengehen durch, damit das »Gewicht der Welt« von Ihren Schultern genommen wird und Sie in einen friedlichen Schlummer hinübergleiten.

Sich auf den Sandmann vorbereiten

→ **Machen Sie aus Ihrem Schlafzimmer eine technologiefreie Zone.** Das von eingeschalteten technischen Geräten ausgehende künstliche blaue Licht aktiviert das Gehirn und erschwert das Schlafen.

→ **Meditieren Sie.** Spielen Sie im Geiste Ihren Tag rückwärts ab und gleiten Sie sanft ins Traumland.

→ **Versorgen Sie sich mit Magnesium.** Magnesium ist der beste Mineralstoff für Entspannung, den es gibt. Wissenschaftlichen Studien zufolge kann Magnesium die Schlafqualität spürbar verbessern. Sie können vor dem Schlafengehen 400 bis 500 Milligramm nehmen.

→ **Nehmen Sie ein Magnesiumchlorid-Bad.** Ein solches Bad in Ihre abendliche Routine vor dem Schlafengehen aufzunehmen beruhigt das Nervensystem Ihres Körpers, entspannt Ihre Muskeln und verhilft Ihnen zu tiefem Schlaf.

→ **Machen Sie Ihr Bett.** Studien haben gezeigt, dass Menschen, die regelmäßig ihr Bett machen, besser schlafen.

Rollen gegen Migräne und Kopfschmerzen

Kopfschmerzen (und ganz besonders Migräne) können sich sehr zerstörerisch auf das Leben eines Menschen auswirken. Laut Informationen der Deutschen Migräne- und Kopfschmerzgesellschaft sind in Deutschland etwa 3,9 Millionen Menschen von Migräne betroffen, davon sind 3,7 Millionen Frauen. Auslöser können zum Beispiel Hormone, Stress, Anspannung, Dehydrierung und Ernährung sein.

Regelmäßige stärkende Übungen mit der Rolle, die achtsames Atmen und Entspannung einbeziehen, können helfen, Kopfschmerzen und Migräne vorzubeugen oder sie zu lindern. Beim Ausführen dieser Übungen wird Ihre Selbstwahrnehmung gestärkt, was Ihnen hilft, die Quelle Ihrer Schmerzen wahrzunehmen. Die Blutzirkulation wird verbessert und fördert so den Transport von sauerstoffangereichertem Blut direkt zum Hirn. Stress wird abgebaut und Schmerz gelindert. Während man unter einer Migräne leidet, sinkt der Serotoninspiegel, aber glücklicherweise tragen die folgenden Übungen dazu bei, dass er wieder steigt. Konzentrieren Sie sich auf ein langsames, rhythmisches Atmen, um Ihr Nervensystem zu beruhigen und Körper und Geist zu entspannen.

Roll-down an der Wand (Seite 190)
Mobilisieren der Rückenwirbel (Seite 105)
Meerjungfrau (Seite 115, 201)

Sagen Sie Hallo zu einem gesünderen Kopf

→ **Halten Sie ein Nickerchen.** Schon ein 20-minütiger Schlaf reicht aus, damit Sie wieder frisch werden. So ein Kurzschlaf beruhigt, reguliert die Körpersysteme und macht den Kopf frei. Aber schlafen Sie nicht länger als 20 Minuten, damit Ihr normaler Schlafzyklus nicht beeinträchtigt wird.

→ **Profitieren Sie von der Kraft der Pfefferminze.** Pfefferminze wird seit Jahrhunderten sowohl in der chinesischen als auch der europäischen Medizin als Heilmittel verwendet. Massieren Sie Ihre Schläfen mit ätherischem Pfefferminzöl oder trinken Sie Pfefferminztee.

→ **Nehmen Sie Magnesium.** Studien zeigen einen Zusammenhang zwischen einem Magnesiummangel und Migräne. Magnesium hilft, die Muskeln und Nervenimpulse zu entspannen.

Dank

Ich danke den vielen Menschen, die diesen Traum zum Leben erweckt haben. Ich bin wirklich dankbar für die Möglichkeit, mit Lesern überall das Wissen zu teilen, nach dem ich während meines ganzen Erwachsenenlebens gestrebt habe. Danke an meine Mentoren, meine Patienten, meine Freunde und meine Familie für die Unterstützung und die Beratung, die ich auf meinem Weg erfahren habe.

Danke für die zielgerichtete Hilfe an Marnie Cochran, meine fantastische und begabte Redakteurin, und das wunderbare Team von Ballantine/Random House. Ich danke Michele Promaulayko, Dave Zinczenko und Coleen O'Shea dafür, dass sie mich in die erstaunliche und magische Welt des Verlagswesens eingeführt haben und mir die Werkzeuge an die Hand gegeben haben, um mein Wissen mit anderen zu teilen. Ein riesiges Dankeschön an die supertalentierte Nikki Van Noy dafür, dass sie mir half, dieses Wissen in die richtigen Worte zu fassen, damit ich es in einfacher und unkomplizierter Art vermit-

teln kann. Ohne diese unglaublich talentierten und großzügigen Menschen wäre dieses Buch nicht verwirklicht worden.

Danke an meine großartige Freundin und Agentin Amy Stanton und das ganze Team von Stanton & Co dafür, dass sie vom ersten Moment an ohne Zögern an mich geglaubt haben. Danke auch an Elise Loehan, Gwyneth Paltrow und das ganze Goop-Team. Danke, Collin Stark und Jessica Stark, dass ihr so fantastische Bilder für diese Anleitung geschaffen habt.

Danke an meine lieben und loyalen Patientinnen und Patienten; Kristen Miller-Langley dafür, dass sie meine Muse war; Maggie Langley dafür, dass sie meine Mentorin war; Patricia Thirsk, Peter Nolan, Liza Rosen, Baron Davis und Jarret Stoll dafür, dass sie an mich geglaubt und mir vertraut haben und meine Versuchskaninchen waren. Ich bin euch allen so dankbar, weil ihr mich habt kreativ sein und dieses Programm mit eurer Hilfe entwickeln lassen – und natürlich dafür, dass ihr mir erlaubt habt, meine Theorien an euch auszuprobieren! Nur durch eure ständige Unterstützung und eure Ermutigung kann ich meine Arbeit mit Leidenschaft und in dem Wissen tun, dass dieses Programm wirklich funktioniert. Danke, Melissa Rauch und Gabby Reece für eure Beratung und Unterstützung während dieses Prozesses.

Danke an Dan, Steve und Aimee dafür, dass sie mir an der New School of Structural Integration Strukturelle Integration beigebracht haben. Danke an Stacy Vargas und Sara Dacklin für ihre Inspiration und dafür, dass sie mir das echte, klassische Pilates beigebracht haben.

Danke an meinen Dad und Christie und den Rest der Familie, dass ihr es mit meinen Ambitionen ausgehalten habt.

Ich möchte auch meiner verstorbenen und sehr geliebten Mutter Jean meine Anerkennung aussprechen; ihr tapferer Kampf gegen den Krebs begann, als ich ein Teenager war, und gab mir die Motivation, mein Leben der Erforschung des Weges zu Gesundheit und Wohlbefinden zu widmen.

Danke an Betty Jones, dass sie mir Transzendentale Meditation beigebracht hat und mir half, meine Begabungen wahrzunehmen und zu würdigen.

Und schließlich danke ich meinem geliebten Ehemann Gus Roxburgh und unserer Tochter Cameron dafür, dass sie an mich glauben und jeden Schritt meines Weges unterstützen.

Sachregister

Übungen, alphabetisch

Unsere Leseempfehlung

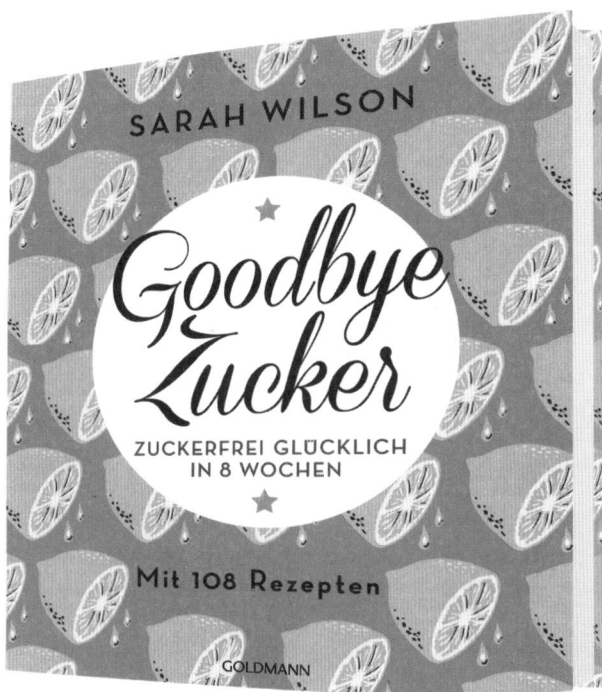

224 Seiten
Auch als E-Book
erhältlich

Jeder kennt ihn, diesen Heißhunger auf Süßes: Ruckzuck ist statt einem Stückchen Schokolade gleich die ganze Tafel weg. Wie man sich vom Zucker und seinen Tücken befreien kann, verrät uns die Australierin Sarah Wilson mit ihrem einfachen 8-Wochen-Entzuckerungsprogramm. Auf dieses Buch haben viele gewartet, denn die trendigen Rezeptideen mit vielen süßen Alternativen stehen ganz unter dem Motto: Naschen erlaubt – aber gesund und mit Spaß!

www.goldmann-verlag.de
www.facebook.com/goldmannverlag

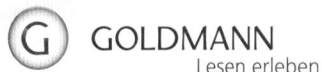

GOLDMANN
Lesen erleben

Unsere Leseempfehlung

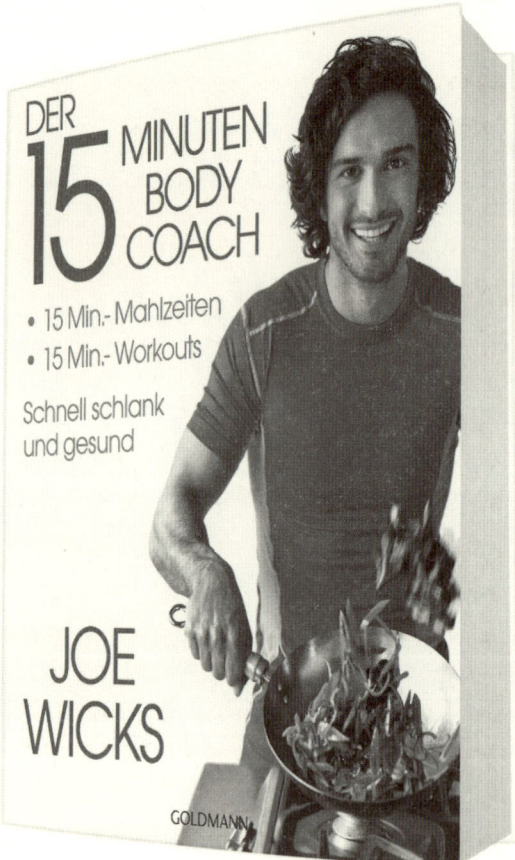

256 Seiten
Auch als E-Book
erhältlich

Mehr essen, weniger Sport und trotzdem abnehmen – wer möchte das nicht? In seinem ersten Buch »Der 15-Minuten-Body-Coach« verrät Instagram-Star Joe Wicks, alias „The Body Coach", wie das geht: Er stellt 100 Rezepte für leckere, nahrhafte und schnell zubereitete Mahlzeiten vor und präsentiert spezielle Workouts auf Basis von High Intensity Intervall Training (HIIT). Durch diese Kombination von richtiger Ernährung und passendem Sportprogramm wird die Fettverbrennung angekurbelt und die Pfunde purzeln.

www.goldmann-verlag.de
www.facebook.com/goldmannverlag

GOLDMANN
Lesen erleben